MARION GRILLPARZER | RECETTES : MARTINA KITTLER

Brûleurs de graisses

VIGOT

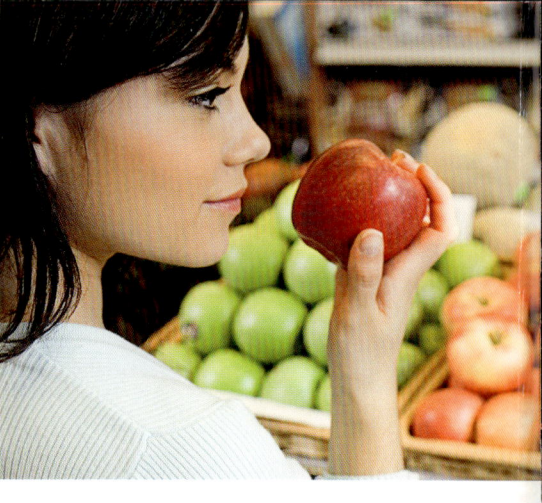

THÉORIE

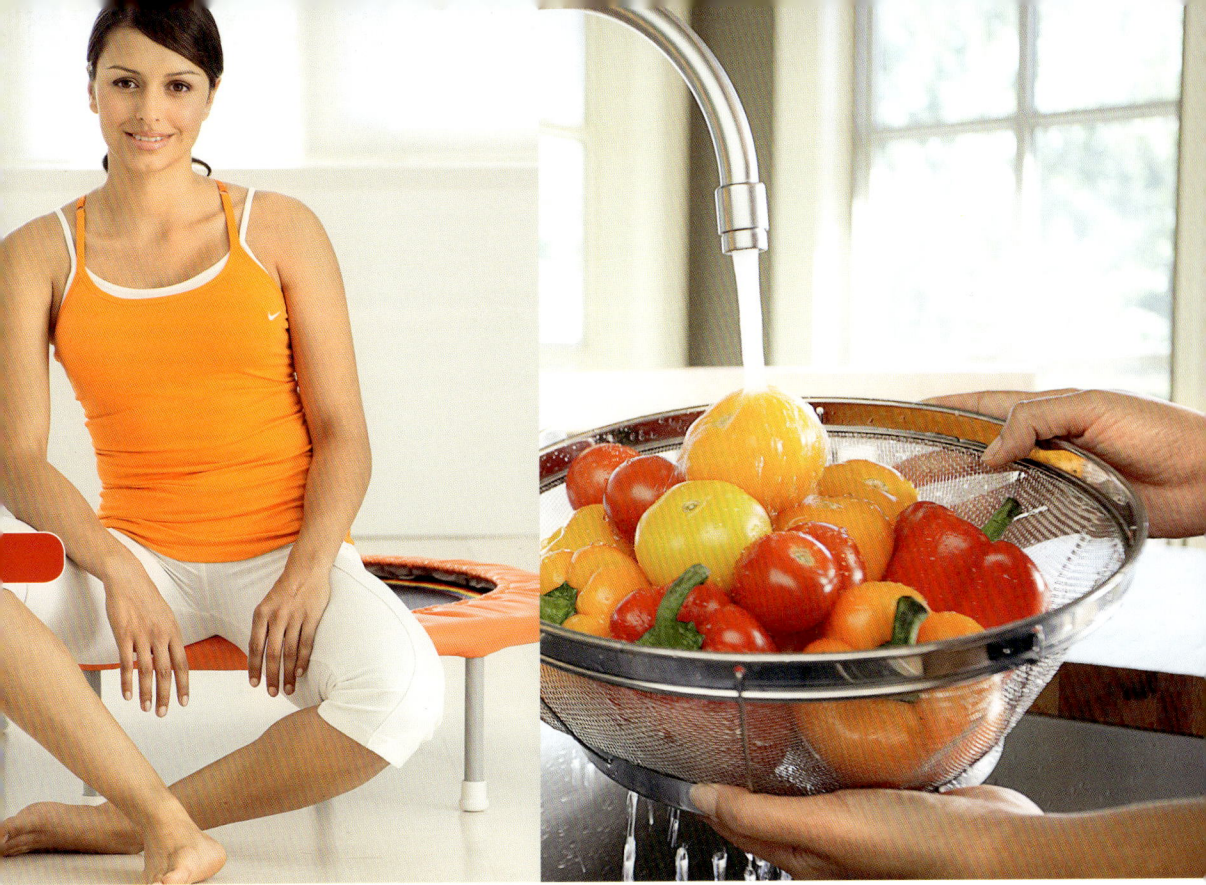

ANNEXES

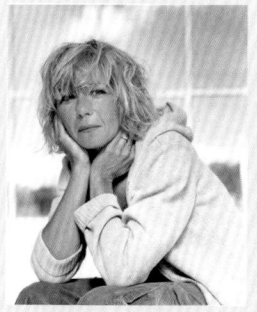

Marion Grillparzer est diplômée
en sciences de l'habitat et de la nutrition.
Journaliste indépendante à Munich,
elle travaille depuis plusieurs années
pour divers magazines et maisons d'édition.
Elle est par ailleurs l'auteur de nombreux
livres sur les thèmes de l'alimentation
et de la santé.

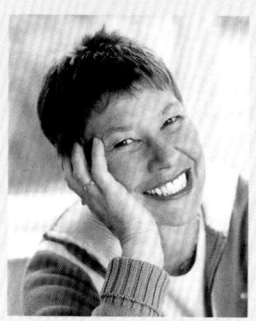

Martina Kittler a étudié les sciences
de l'habitat, de la nutrition et du sport.
Journaliste libérale et auteur, elle travaille
sur le thème de l'alimentation. Elle réalise
des plats simples et originaux, alliant plaisir
du palais et alimentation saine.

Sept ans après la première édition de ce guide, aujourd'hui remanié et étoffé, les brûleurs de graisses sont plus que jamais d'actualité. L'indice glycémique (GLYX) est un concept pratiquement universel. Ce guide doit vous aider à comprendre votre métabolisme et à combiner les aliments, pour que les kilos fondent d'eux-mêmes, sans effort démesuré. Et ce n'est pas tout : vous n'aurez plus le sentiment d'être trop enveloppé et vous vous sentirez plein de vitalité et de bonne humeur. L'alimentation quotidienne n'apporte pas que des calories, mais aussi le carburant nécessaire au bien-être, à la bonne humeur, ainsi qu'à la beauté et la santé du corps. L'organisme a besoin de tous les nutriments essentiels mis à sa disposition par la nature : les protéines, les bons glucides, les huiles végétales, les graisses de poisson et aussi – bien sûr – les vitamines, les minéraux, les oligo-éléments et les précieux composés secondaires des végétaux (substances allélochimiques). Sans ces nutriments essentiels, les 70 milliards de cellules de l'organisme font grève et le métabolisme ne fonctionne pas correctement : les aliments – au lieu de servir de sources d'énergie au cerveau et aux muscles – se greffent sur les hanches et le ventre en bourrelets disgracieux. Qui plus est, vous vous sentez abattu et sans volonté. Dans ce guide, nous vous présentons les aliments participant à la fonte des kilos, les combinaisons qui renforcent leurs effets. Lorsque vous commencerez à sentir combien le passage des plats préparés aux aliments naturels vous redonne entrain et vitalité et change des choses dans votre quotidien, vous ne pourrez plus vous passer de ce nouveau mode de vie. Le régime plaisir sur 10 jours qui accompagne le programme minceur figure dans la troisième partie du guide.

Avec les premiers kilos qui s'en vont, c'est une nouvelle vie qui commence. Faites-vous plaisir et bon appétit !

Marion Grillparzer

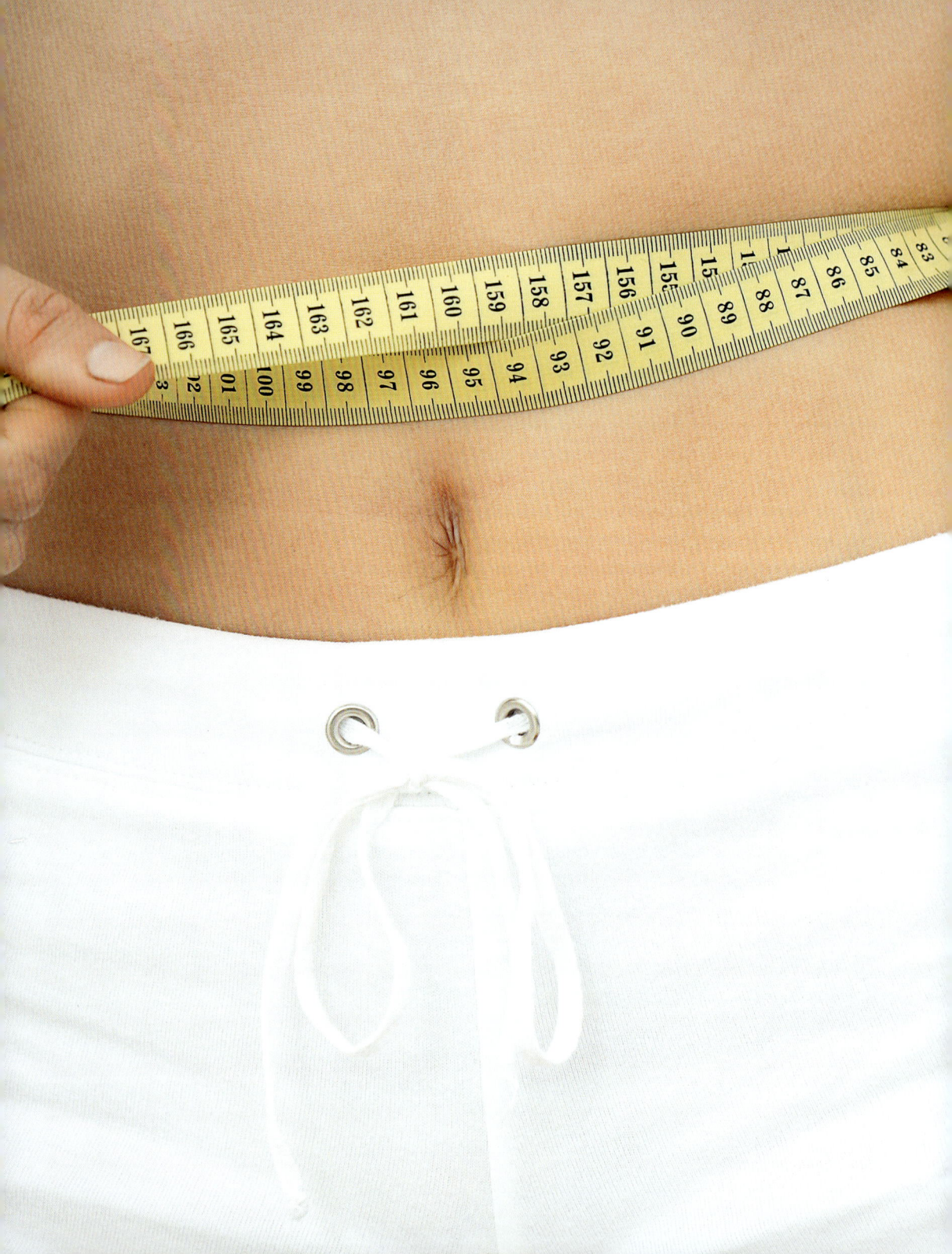

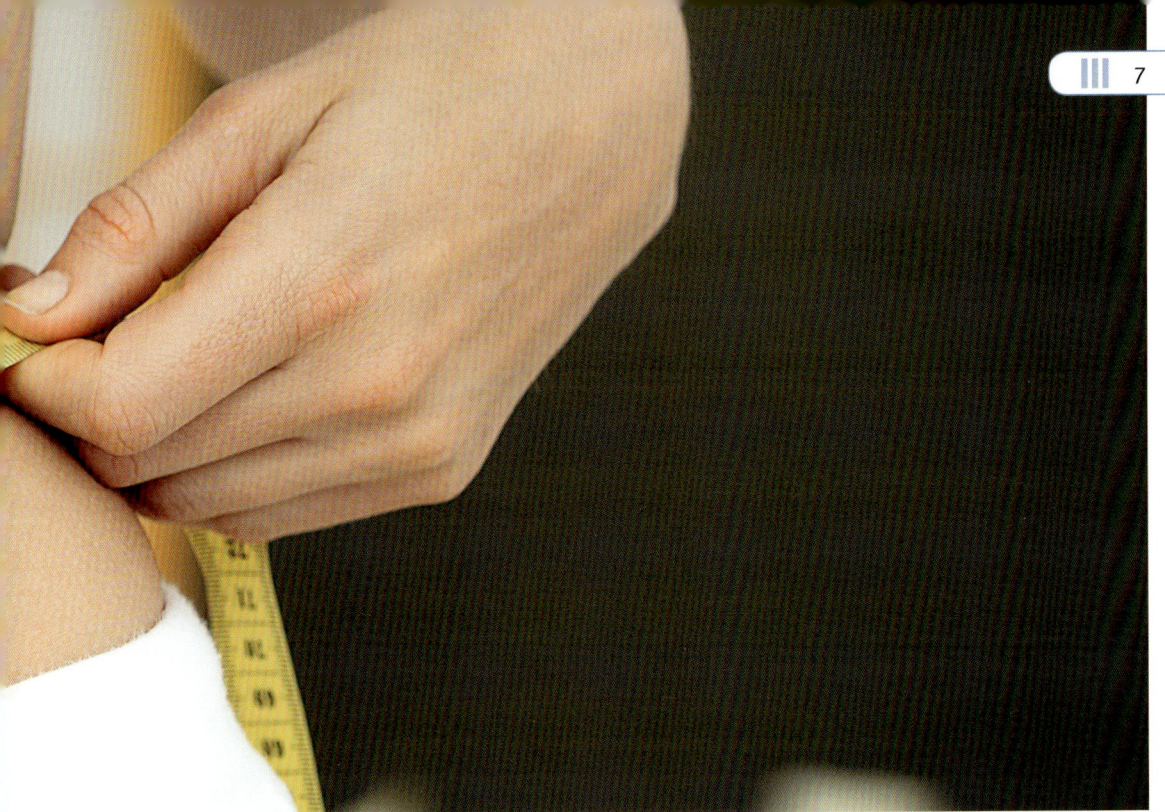

LA VOIE DE LA MINCEUR

Ce n'est pas forcément un chemin de croix, bien au contraire. Un régime, c'est un mode de vie : votre mode de vie. Et ce nouvel art de vivre peut révéler en vous une nouvelle personne pleine d'enthousiasme et de sérénité.

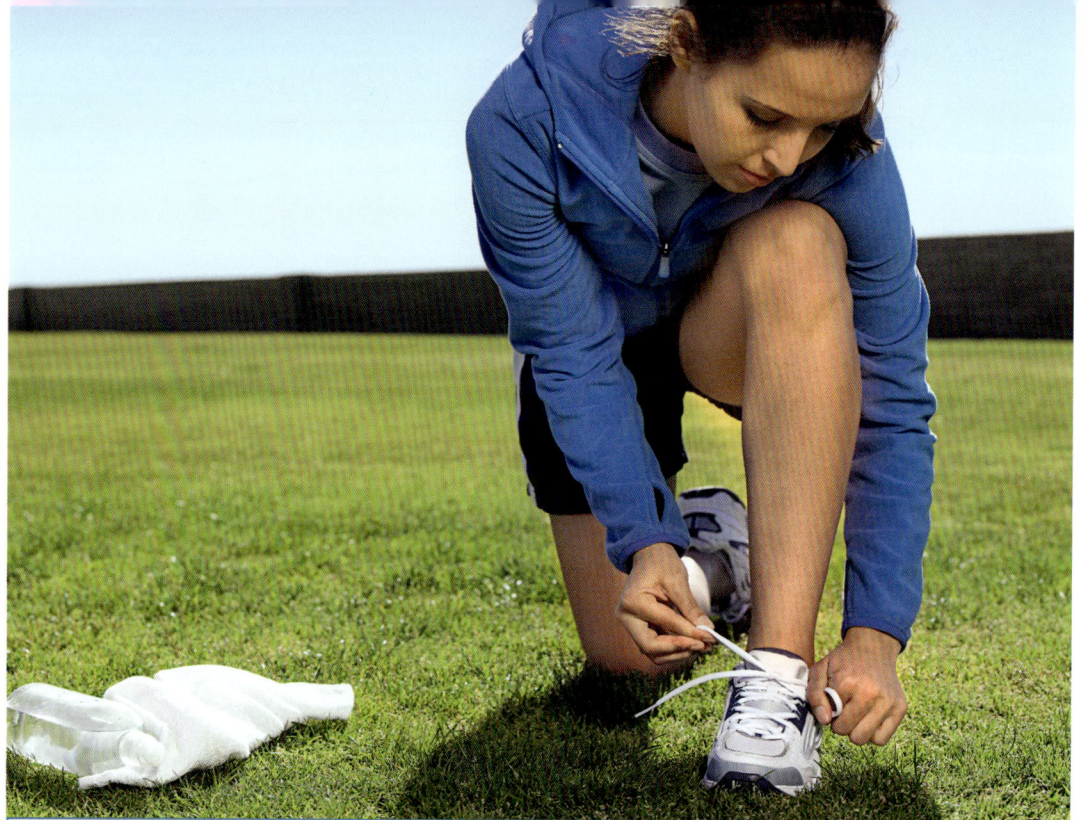

Trois étapes
vers une vie nouvelle

Vous n'êtes pas content(e) de votre silhouette ? Vous n'êtes pas seul. Environ un Français sur deux souffre de problèmes de poids. Comment expliquer ce phénomène ? Lorsqu'on y regarde de plus près, l'explication de l'embonpoint est physique : à savoir l'énergie ne se perd pas. L'énergie fournie à l'organisme sous forme de calories est transformée par celui-ci pour réchauffer le corps, pour se déplacer et enfin pour réparer des milliards de cellules : tout ce dont l'organisme n'a pas besoin se transforme en bourrelets disgracieux et forme des réserves d'énergie.

Les bons et les mauvais consommateurs d'énergie

Prenons exemple sur les gens minces

> Certaines personnes exploitent les aliments mieux que d'autres. Les scientifiques ont constaté que le métabolisme des gens minces était si actif qu'ils transformaient plus de calories en chaleur. Une tarte disparaît pour ainsi dire en fumée uniquement pour maintenir constante la chaleur du corps. Pour d'autres apparemment, il suffit qu'ils sentent le fumet d'un rôti pour prendre un kilo. Cette différence est mesurable : les gens minces utilisent en moyenne 400 kcal/jour d'énergie en plus, soit une grosse part de tarte.

> Les gens minces bougent aussi beaucoup plus : ils éliminent leur steak-frites par le travail musculaire, sans pour cela recourir à la salle de sport. Les gens minces s'activent du matin au soir : ils se brossent énergiquement les dents, ils se hâtent même pour aller chercher le journal, parlent avec les mains, sautent de leur siège… Ayant plus d'énergie, ils en consomment plus.

> Les gens minces peuvent manger ce qui leur plaît et s'arrêter lorsqu'ils n'ont plus faim. Ils n'ont pas d'interdits et sont à l'écoute de leur corps. Leur organisme demande ce dont il a besoin et le reçoit.

> L'alimentation des gens minces est plus riche en énergie. Pas un repas sans brûleurs de graisses : légumes, fruits, poissons, volailles ou yaourts, des aliments qui favorisent tous un métabolisme harmonieux.

L'explication est-elle génétique ?

En théorie, nous pouvons tous devenir gros. Dans le cours de l'évolution humaine, les seuls qui avaient une chance de survivre étaient ceux qui pouvaient engranger des réserves pour les temps de disette, qui duraient des jours, voire des semaines.

C'est pourquoi le message suivant reste inscrit dans nos gènes : mange autant que tu peux, bouge le moins possible, fais des

POUR RESTER MINCE

Il y a deux moyens de rester mince : l'exercice physique et les aliments brûleurs de graisses. Bannissez les régimes, les soirées devant la télévision, les sucres et les plats tout préparés. Soignez votre corps, vous vous sentirez renaître !

**LES RÉGIMES
FONT GROSSIR**
Les régimes ne sont
pas seulement sources
de frustration : à long
terme, les bourrelets
s'installent, tout comme
l'effet « yo-yo ».

réserves d'énergie. À notre époque, rien de plus facile : plus personne ne doit chasser son rôti ni cueillir des racines, il suffit d'ouvrir le réfrigérateur. Dans le fond, tous les humains sont génétiquement programmés pour devenir gros. Tout dépend en fait de leur mode de vie ; autrement dit, s'ils ont une alimentation équilibrée, s'ils font suffisamment d'exercice et s'ils savent ou non résister au stress.

Première étape : méfiez-vous des régimes

Très souvent, on commence à grossir de la manière suivante : pour perdre quelques kilos superflus, vous avez suivi le premier régime qui se présentait, vous avez cuisiné « allégé », grignoté des coupe-faim, puis vous avez craqué pour une pizza, une pâtisserie ou une glace. Très vite, les kilos superflus ont doublé. Vous avez alors essayé la « pilule minceur », avec succès dans un premier temps, mais après quelques semaines, plus possible à nouveau de boucler la fermeture éclair du jean. Après une nouvelle phase de frustration, vous avez rassemblé toute votre énergie pour suivre le nouveau régime miracle.

Vous n'êtes pas seul dans ce cas. Pour 95 % des « gros », les régimes sont le début de l'embonpoint. Ce phénomène d'aggravation par les régimes est bien connu : c'est l'effet « yo-yo ».

L'organisme tourne à bas régime

Nous avons besoin de 2 000 à 2 400 kilocalories/jour suivant notre activité quotidienne. Suffit-il alors d'absorber moins d'aliments qui font grossir pour mincir ? Non ! Car notre organisme sait se rationner en prévision des périodes difficiles. Dans un premier temps, il réduit la consommation d'énergie. Imaginons la chose : les mitochondries, petites chaudières de nos cellules, brûlent moins d'aliments. Elles produisent ainsi moins de chaleur et convertissent moins de calories en énergie. L'organisme entier est rationné, se déplacer devient plus difficile, on se sent plus fatigué et la température corporelle chute quelque peu.

Sucres, puis protéines – mais pas de graisses

Comme les réserves de sucre sont plus aisément accessibles que les graisses, le corps se sert en cas de « famine » dans les réservoirs de glucose du foie et des muscles. La combustion du sucre vous fait abondamment transpirer, ce qui explique les premiers succès de nombreux régimes, confirmés par le poids indiqué par la balance. L'organisme est alors dérouté : comme il a besoin de sucre pour le cerveau, il doit entamer ses précieuses protéines corpo-relles pour les convertir en sucre. Résultat : le système immuni-taire et les centres de réparation fonctionnent à bas régime, les muscles fondent. Et en une semaine, vous avez réduit la ration calorique, tout comme votre poids, mais en vérité vous n'avez pas perdu un seul gramme de graisse. C'est seulement au début de la deuxième semaine que l'organisme s'attaque aux bourrelets disgra-cieux. Mais souvent, on est déjà lassé du régime et l'on recom-mence à grignoter tout contrit des chips dans son fauteuil devant la télévision et à prendre encore plus de kilos.

L'effet bien connu du « yo-yo »

L'aiguille oscille comme un yo-yo : elle descend et regrimpe aussi sec. Personne ne peut vous sortir de ce cercle vicieux. L'industrie du régime se frotte les mains : elle gagne en effet des milliards sur les kilos superflus. L'industrie pharmaceutique se réjouit : les pilules-minceur font fureur. Les éditeurs de magazines sont contents : un magazine accompagné d'un régime voit ses ventes grimper de 20 %. L'indus-trie de l'habillement est également satisfaite, car il vous faut chaque année changer de taille pour vos vêtements…

> Changez de vie : renoncez à économiser les calories. Pour mincir, il faut manger !

> Changez d'attitude : pour mincir, rien ne sert d'éviter les calories, il faut les brûler. Faites plus d'exercice au quotidien.

CONSEIL MINCEUR

UN RÉGIME DOIT VOUS FAIRE PLAISIR…

… et vous régaler. Évitez de vous affamer. Donnez à votre corps tous les nutriments essentiels dont il a besoin pour ne pas perturber le métabolisme énergétique. Un régime doit faire partie d'un « mode de vie » et vous faire plaisir. Les recherches sur le cerveau l'ont montré : la faim, la privation, la frustration, la mauvaise conscience et l'insatisfaction – tout sentiment négatif – aide l'hormone de stress à bloquer l'élimination des graisses. C'est pourquoi si vous voulez mincir, il faut éviter de monter sur la balance tous les jours, de compter les calories et de vous censurer en permanence…

Combien pesez-vous ?

Oubliez l'ancienne formule du poids idéal (votre taille moins 100, et moins 10 à 15 %). Elle ne signifie rien, car elle ne tient pas compte de la constitution. L'important, ce n'est pas ce que dit la balance, mais que votre masse graisseuse ne soit pas trop élevée et que vous vous sentiez bien.

SIGNIFICATION DE L'IMC

> IMC ‹ 19 : maigreur ;
> IMC de 19 à 25 : poids normal ;
> IMC de 25 à 30 : surcharge pondérale ;
> IMC › 30 : obésité.

IMC : la bonne mesure du poids ?

Il y a quelques années, l'IMC (indice de masse corporelle) a été considéré comme la mesure idéale du poids. Depuis, on en est un peu revenu car cette valeur ne tient compte ni de la constitution ni de la masse graisseuse du corps. L'IMC est toutefois une valeur qu'il faut connaître. Vous pouvez prendre une calculatrice pour vous aider :

$$IMC = \frac{\text{Poids en kg}}{(\text{Taille en m})^2}$$

Par exemple, pour une femme de 65 kg et de 1,70 m, l'IMC est de :
=>   65/(1,7 x 1,7) = 22,5.

Suivant cette formule, un Européen sur deux est en surcharge pondérale : 50 % des femmes et 67 % des hommes ont un IMC supérieur à 25 et environ 20 % se situent entre 30 et 40.
Seul inconvénient de l'IMC : il ne fait aucune différence entre les kilos de graisse et les kilos de muscle. Un culturiste bardé de muscles pourra ainsi être rangé parmi les obèses, alors qu'une mannequin de mode peut très bien avoir une masse graisseuse trop importante.

Le pèse-personnes intelligent

Mais il y a mieux qu'un simple calcul : les pèse-personnes qui analysent l'impédance bioélectrique donnent non seulement le poids, mais aussi le taux d'adiposité corporelle, grâce à un courant faible.

CONSEIL MINCEUR

FIEZ-VOUS À VOTRE JEAN !

Modifiez votre style de vie, faites plus de sport, mangez mieux. Vous perdrez des graisses et vous prendrez des muscles. Les muscles sont plus lourds que la graisse. Pas beaucoup plus, mais quand même environ 10 %. Cependant ils sont plus fins ! Résultat : les jeans serrent moins. Aussi, évaluez vos progrès minceur avec un mètre de couturière plutôt qu'en montant sur la balance.

Évaluation de la masse graisseuse du corps en %						
Âge	Hommes			Femmes		
	bon	moyen	mauvais	bon	moyen	mauvais
20–24	14,9	19,0	23,3	22,0	25,0	29,6
25–29	16,5	20,3	24,3	22,1	25,4	29,8
30–34	18,0	21,5	25,2	22,7	26,4	30,5
35–39	19,3	22,6	26,1	24,0	27,7	31,5
40–44	20,5	23,6	26,9	25,6	29,3	32,8
45–49	21,5	24,5	27,6	27,3	30,9	34,1
50–59	22,7	25,6	28,7	29,3	33,1	36,2

Le rapport taille/hanches (RTH) pour mesurer les risques de santé
Les bourrelets de graisse ne sont pas forcément dangereux pour le cœur et la circulation. En effet, tout dépend de l'endroit où ils se trouvent. Le RTH permet de bien évaluer le risque. Mesurant le rapport taille/hanches, il contribue à différencier « gynoïdes » et « androïdes ». Les femmes sont le plus souvent gynoïdes avec des réserves de graisses sur les hanches et les cuisses, type de répartition qui entraîne moins souvent des affections cardiaques ou circulatoires.

Le type androïde est plus répandu chez les hommes. Les réserves d'énergie sont stockées tout autour du ventre. Ce sont les androïdes qui sont le plus menacés par la surcharge pondérale. La graisse abdominale produit en effet des hormones qui font grossir et augmentent le risque d'infarctus. Pour déterminer le RTH, il suffit de faire le rapport de deux mesures :

$$RTH = \frac{\text{Tour de taille}}{\text{Tour de hanches}}$$

Le type gynoïde court un risque moins élevé : dans l'idéal, le RTH ne devrait pas dépasser 0,85 chez les femmes et 1 chez les hommes.

Deuxième étape : éteignez votre poste de télévision

C'est bien connu, les statistiques disent n'importe quoi. Telle étude affirme que les lipides font grossir, telle autre que ce sont les glucides. Toutefois, s'il existe un seul élément qui fait l'unanimité concernant la prise de poids, c'est bien la télévision. Toutes les études font apparaître un lien évident entre les heures passées devant le téléviseur et le nombre de kilos gagnés. Qui regarde beaucoup la télévision grossit. Cela commence dès l'enfance. Aussi, les parents américains mettent-ils leurs enfants sur une bicyclette couplée à la télévision ! Autre solution : un trampoline brûleur de graisses (voir page 74).

FAITES DE L'EXERCICE !
L'exercice en plein air stimule la combustion des graisses, maintient en bonne santé et de bonne humeur.

Sans exercice, vous ne perdrez pas un seul kilo

Aucun régime ne réussit sans sport ! Il y a 4 millions d'années, l'homme a décidé de marcher debout, et pour qu'il puisse cueillir des racines et des baies ou chasser le buffle, la nature l'a doté de 12 kilos de muscles. À eux seuls, nos 500 muscles squelettiques maintiennent notre colonne vertébrale et notre tête droites et nous aident à serrer les mains et à monter l'escalier. Ils brûlent la graisse pour nous réchauffer, maintiennent notre peau tendue, notre corps mince et nous aident à rester jeunes.

Mais ces muscles s'étiolent s'ils ne sont pas sollicités. Comme nous sommes souvent assis et que le sentiment de gêne envers notre corps nous amène, dans le meilleur des cas, une fois par semaine au cours d'aérobic ou dans la salle de gym, nos muscles fondent.

Les muscles diminuent en permanence

Enfants, nous sommes tout en muscles. Parfois même, jusqu'à 20 ans. Malheureusement, la paresse s'insinue de plus en plus, nous perdons nos muscles lentement mais sûrement, et les bourrelets s'installent progressivement. Avec la fonte des muscles, nous brûlons moins de graisses. Soudain, les cacahuètes ou les chips grignotées devant la télévision se répercutent le jour suivant sur la balance. Nous prenons alors des mesures, mais pas celles qu'il faudrait. Au lieu d'enfiler des baskets et de brûler des graisses, nous essayons de rogner sur les calories.

Le sport : le plus efficace des brûleurs de graisses

Un matin au réveil, vous montez sur la balance et vous vous trouvez bien trop gros, le cœur plein d'amertume ? Vous êtes fatigué, sans entrain, bien trop lourd pour cette vie ? Dans ce cas, ne montez plus sur la balance, enfilez sans attendre vos baskets, ou grimpez sur le mini-trampoline, mettez votre CD préféré et courez 10 minutes sur place. Sautez ensuite dans la pièce pendant 5 minutes. Vous sentez certainement le mouvement vous gagner, comme un enfant. Ne vous sentez-vous pas déjà mieux ?

❯ Conseil pour commencer : contentez-vous de ressentir les bienfaits de l'exercice pour vous et votre corps.

Le pas le plus important vers une vie nouvelle : soyez actifs

Le fait d'entraîner ses muscles procure joie et santé. En investissant chaque jour seulement 30 minutes de votre temps dans le sport, vos bourrelets disparaîtront, vos muscles réapparaîtront, votre peau retrouvera sa fermeté. Le mouvement renforce les os et les articulations, consolide le système immunitaire, fortifie les poumons, réduit les graisses dans le sang, prévient les infarctus, les attaques et les cancers, atténue les dépressions. En un mot, il rend heureux : un fait mesurable par l'augmentation de l'endorphine, qui est le médiateur du bonheur dans l'organisme.

POUR FAIRE FONDRE LES GRAISSES

Le corps de la femme, par exemple, contient dans l'idéal 65 % d'eau et 20 % de graisse, plus 15 % de muscles. Une femme de 60 kg devrait donc disposer de 9 kg de muscles et de 12 kg de graisse. Chaque kilo de graisse contient des réserves d'énergie de 7 000 kilocalories. Toute personne ayant une surcharge pondérale doit se débarrasser de ces 7 000 kilocalories, c'est la seule solution. Vous verrez : grâce à la course ou à la marche, elles fondront comme neige au soleil.

Vous n'avez même pas besoin de vous fatiguer

Lorsque vous êtes assis sans rien faire, l'organisme se sert des réserves de graisses pour maintenir la température du corps constante, mais aussi pour les fonctions respiratoires et cardiaques. En une heure, vous dépensez ainsi 65 kcal, soit 7 g de graisses. Cela n'est pas beaucoup, certes, mais c'est toujours plus que lorsque vous jouez au tennis ou au squash !

Vous avez peine à le croire ? C'est incroyable, mais vrai ! Si l'un des réservoirs d'énergie dans lequel puise l'organisme est formé par les graisses, l'autre est constitué par les glucides. Pour mincir, il ne faut pas s'acharner à ce que votre organisme brûle rapidement les glucides : vous n'en avez que 500 g. Vous voulez que l'organisme ne cesse de brûler de la graisse. Ce n'est pas ce qui se passe si vous jouez au squash, si vous dévalez les pentes d'une montagne ou si vous piquez un sprint en VTT. Lorsque vous sollicitez trop l'organisme, celui-ci ne brûle plus des graisses mais des glucides, parce qu'il ne reçoit pas assez d'oxygène.

MENEZ UNE VIE ACTIVE
Rien qu'en jardinant, vous ferez fondre vos kilos.

Le meilleur moyen d'activer l'élimination des graisses

La médecine du sport a permis d'établir qu'il ne fallait pas s'éreinter sur un appareil de musculation pour perdre des graisses. Au contraire : mieux vaut pratiquer la marche rapide, la marche nordique avec bâtons, le jogging, le vélo, le skateboard, le trampoline – ou même laver ses vitres, jardiner ou grimper les escaliers. La seule chose qui importe : votre fréquence cardiaque ne doit pas dépasser une certaine valeur, que vous pourrez calculer grâce à la formule indiquée ci-contre. En vous activant avec un tel pouls, vous évitez à votre cœur de s'emballer, pour que les muscles soient suffisamment oxygénés et brûlent les graisses – et ce, dix fois plus vite qu'en restant assis devant la télévision, soit 70 grammes de graisse pure par heure ! Dans le même temps, les muscles, autrement dit les chaudières assurant la combustion des graisses, se développent.

CONSEIL MINCEUR   COUREZ SANS VOUS METTRE DANS LE ROUGE

Achetez un cardiofréquencemètre qui vous avertit si vous courez trop vite. En courant 30 min/jour à la bonne fréquence cardiaque, vous activez votre métabolisme de sorte qu'il brûle toujours plus de graisses. Et cela, même lorsque vous serez avachi sur le divan. En effet, votre corps utilisera par la suite plus de calories tout au long de la journée.

L'entraînement d'endurance fait par ailleurs baisser le taux d'insuline. Cette hormone responsable de la prise de poids (voir page 29) ne passe en effet plus dans le sang et laisse la voie libre aux enzymes qui décomposent les graisses (lipolyse, en jargon médical) (voir page 30).

La bonne fréquence cardiaque d'entraînement

Le mieux est de connaître la fréquence cardiaque à ne jamais dépasser pendant l'entraînement, en termes techniques votre fréquence de seuil.

Le plus sûr est de s'adresser à un médecin du sport, qui détermine cette valeur à partir d'une analyse sanguine qui coûte environ 75 euros : le test glucoselactate.

Mais vous pouvez aussi la calculer grâce à la formule de Lagerstrøm :

FC d'entraînement = $(220 - 3/4\,A - FCR) \cdot X + FCR$

> A = ÂGE
> FCR = Fréquence cardiaque au repos (nb de pulsations par minute avant le lever)
> X = État de forme

Valeurs de X

> Non entraîné X = 0,60
> Moyennement entraîné X = 0,60 à 0,65
> Moyennement en forme X = 0,60 à 0,70
> Entraîné X = 0,70 à 0,75
> Pratique d'un sport d'endurance X = 0,75 à 0,80
> Votre état de forme : X =

Exemple : vous avez 40 ans et vous n'êtes pas entraîné (X = 0,60), votre FCR est de 72. Calculez ensuite la valeur entre parenthèses (arrondissez les chiffres après la virgule vers le haut ou vers le bas) puis n'oubliez pas que la multiplication l'emporte sur l'addition.

FC d'entraînement : $(220 - 30 - 72) \cdot 0,60 + 72 = 118 \cdot 0,60 + 72 = 71 + 72 = 143$

La nouvelle plage d'entrainement

Après deux à trois semaines d'entraînement suivant la formule de remise en forme qui vous convient (voir test pages 70 à 72), vous appartenez certainement déjà à la catégorie moyennement entraîné — vous pouvez recalculer la FC d'entraînement avec 0,60 et 0,65 — et votre FC au repos, baissant avec l'état de forme, est passée à 68. Votre cœur battant plus lentement, votre espérance de vie s'allonge.

Votre plage d'entraînement se situe entre les deux valeurs suivantes :

FC d'entraînement : $(220 - 30 - 68) \cdot 0,60 + 68 = 141$

et FC d'entraînement : $(220 - 30 - 68) \cdot 0,65 + 68 = 147$

Vous pouvez vous entraîner dans la plage 141 à 147. Si toutefois vous avez le souffle court à 146 ou 147, réduisez votre rythme.

Combien de temps faut-il se bouger ?

Des experts ont établi qu'il fallait dépenser 2 000 kcal/semaine en faisant du sport. L'espérance de vie s'allonge alors d'un tiers, et le métabolisme se reconvertit durablement dans l'élimination des graisses.

> Si vous courez ou marchez doucement pendant une demi-heure cinq à sept fois par semaine ou si vous sautez 20 minutes sur un trampoline et que vous faites 10 minutes de gymnastique ou d'haltères tous les jours, les cellules graisseuses disparaîtront rapidement.

> Dans le régime de remise en forme en 10 jours (voir pages 95 et suivantes), si vous voulez aller plus vite dès le début, vous pouvez passer directement à 20 ou 30 minutes d'entraînement 2 fois par jour.

Les accessoires appropriés

Poids et haltères : nous vous recommandons de consacrer 10 à 15 minutes par jour à la pratique des poids et haltères pour deux raisons. Vous vous ferez rapidement des muscles, ce qui brûle les graisses, et vous produirez l'hormone de croissance (voir page 47), qui est le plus puissant brûleur de graisses spécifique à l'organisme. Ces accessoires sont disponibles dans tous les magasins de sport. Dans tous les cas, prenez conseil auprès des vendeurs.

Bande de latex ou ThéraBand : dans les magasins de sport, vous trouverez des bandes d'exercice plus ou moins résistantes et plus ou moins longues, avec leur mode d'emploi. Pour les débutants, le mieux est de commencer avec une bande jaune (souple).

Trampoline : le mini-trampoline ne prend pas beaucoup de place ni de temps. Il suffit de 20 minutes par jour (pourquoi pas devant la télévision ?), pour retrouver la forme, la créativité et la bonne humeur, redynamiser et purifier l'organisme, et, bien sûr, brûler efficacement les graisses (voir pages 77 et suivantes).

CONSEIL MINCEUR

EXPLOITEZ LA PUISSANCE DES VIBRATIONS

Pour tirer le maximum de chaque minute d'exercice, renforcer votre musculature, agir sur les muscles profonds et aussi brûler plus de graisses, les vibrations – secret de l'efficacité du trampoline – font merveille. Les vibrations du Flexi-Bar®, barre souple de 1,5 m de long, affinent votre silhouette. Les astronautes et les sportifs de haut niveau s'entraînent sur une bascule de fitness à simulation musculaire alternée appelée « Galileo » (pour plus d'informations voir page 123 et sur le site http://www.nutri-cycles.com, le dossier du 02/08/2011 intitulé : « Mark Cavendish utilise Galileo Training »).

Entretien avec le professeur en médecine Martin Halle

Le professeur Halle est directeur du service de prévention
et de rééducation en médecine sportive à l'université technique
de Munich, en Allemagne. Chargé de cours, il s'occupe, en plus
de ses étudiants et de ses patients, de sportifs amateurs et
professionnels. Sa devise : tout bon médecin devrait recommander
l'exercice physique comme un médicament sur ordonnance.

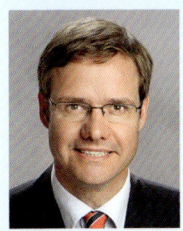

❯ Pour vous, 80 % des problèmes de santé pourraient être évités à condition de faire
de l'exercice et de manger équilibré ?

Si ces conseils étaient suivis, il y aurait nettement moins de personnes souffrant de
maladies de civilisation, comme le diabète de type 2, l'ostéoporose, le cancer de l'intestin,
la goutte, l'artériosclérose ou l'infarctus du myocarde. Les personnes en surcharge
pondérale ou à un stade précurseur du diabète ont dans le sang des agents inflammatoires,
qui détruisent les parois des vaisseaux. Une simple perte de poids peut réduire les
réactions inflammatoires de 50 % – et partant, le risque d'infarctus du myocarde.

❯ Mieux vaut toutefois être bien enveloppé et en forme que mince et paresseux ?

Oui. Les risques cardiovasculaires sont moins importants pour les premiers que pour
les seconds.

❯ Comment prescrire de l'exercice physique à une personne paresseuse ?

Le médecin qui constate, disons, une hypertension, prescrit de l'exercice physique comme
médicament, c'est aussi simple que cela. Pourquoi ne pas prescrire un changement de
mode de vie tout comme un médicament ? Hygiène de vie sur ordonnance, avec un dosage
adapté aux différents individus : par exemple, de l'exercice deux fois par jour, à raison
de 15 minutes à chaque fois.

❯ « Un joggeur mort d'une crise cardiaque », peut-on parfois lire dans le journal ;
qu'en pensez-vous ?

Nous avons chaque année 4 à 10 morts d'accidents cardiaques subits pour 1 million de
pratiquants sportifs. Le risque statistique le plus élevé concerne les hommes de 40 ans qui
débutent une activité sportive et qui réunissent au moins deux facteurs de risque : tabac,
hypertension, taux de cholestérol élevé ou diabète. Le risque d'infarctus peut être atténué
grâce à un bilan de santé, et considérablement réduit par une activité sportive bien dosée.

> Quel est le bon dosage pour une activité sportive ?

Si l'on n'a fait aucun sport pendant plusieurs dizaines d'années, on ne peut rattraper son retard en deux mois. Le pire, c'est d'aller courir avec des amis bien entraînés et de revenir épuisé et tout rouge après 40 minutes, totalement dépassé, sans aucun plaisir. Au plus tard à la troisième fois, on se dit : « Mais pourquoi m'éreinter ainsi ? Je vais encore plus mal ! » L'important, c'est de ne pas forcer au début. J'ai mes propres règles : commencez par une minute par jour et augmentez d'une minute chaque semaine ; en deux mois, vous en serez déjà à 15 minutes par jour. Vous pourrez alors ajouter 5 minutes de plus par semaine. En seulement trois mois, vous aurez atteint les précieuses 30 minutes quotidiennes.

> L'homme préhistorique chassait souvent et maniait la massue de temps à autre pour se battre. N'avons-nous pas besoin aujourd'hui d'un entraînement d'endurance et de musculation ?

C'est l'idéal pour la plupart des individus. L'endurance permet d'éliminer la graisse et de renforcer le cœur et les vaisseaux. La musculation permet d'éviter les douleurs. Le mal de dos est l'une des affections les plus répandues. On peut l'éviter en se musclant les abdominaux et les dorsaux.

> L'idéal n'est-il pas de s'entraîner à l'extérieur ?

Oui. La lumière règle notre horloge interne via les hormones. L'organisme réduit la production de mélatonine, qui rend éveillé. La lumière stimule la production de sérotonine, qui met de bonne humeur et diminue la faim.

> Un bilan de santé s'impose pour les débutants : en quoi consiste-t-il ?

Le médecin détermine les risques individuels lors de l'entretien avec le patient. L'analyse du sang donne les valeurs des facteurs inflammatoires, tels que la CRP, le cholestérol HDL et LDL, la glycémie, et permet de vérifier le bon fonctionnement des différents organes. On détermine la proportion de masse graisseuse dans le corps et le rapport taille/hanches. On procède à une échocardiographie et une échographie abdominale et l'on vérifie qu'il n'y a pas d'artériosclérose au niveau du cou. On vérifie que les selles ne contiennent pas de sang, on procède à un examen de la prostate (pour les hommes) et à un dosage sanguin du PSA. On soumet enfin le patient à une exploration fonctionnelle respiratoire et à une épreuve d'effort : mesure de l'ECG alors qu'il pédale sur une bicyclette ergométrique.

> Le test à l'effort permet-il de trouver la fréquence cardiaque d'entraînement ?

Oui. L'épreuve d'effort s'effectue – au choix – sur une bicyclette ergonomique ou un tapis roulant. On mesure, à différents niveaux d'effort, plusieurs paramètres sanguins (acide lactique, lactates) et à quelle fréquence cardiaque (FC) l'organisme manque d'oxygène ; l'exercice n'est plus « aérobie », sans danger pour la santé, mais « anaérobie ». Il n'est pas conseillé de s'entraîner à une fréquence supérieure. C'est ainsi que l'on acquiert de l'endurance et que l'on brûle le plus de graisses. Cette fréquence évolue avec l'entraînement. C'est pourquoi il est bon de refaire une épreuve d'effort de temps en temps.

> Comment venir à bout du fainéant qui sommeille en nous ?

Par la régularité. Difficile d'en venir à bout couché sur le canapé. Mais si vous intégrez le sport dans votre vie quotidienne, vous aurez quelquefois des difficultés, mais vous y parviendrez.

> Suivant les dernières découvertes, on devrait s'alimenter comme l'homme des cavernes.

Exactement. Il n'était pas tout le temps en train de s'empiffrer. Et certainement pas de produits raffinés industriels. Il n'avait pas de problèmes avec l'indice glycémique (GLYX). Il ne savait pas ce qu'était le diabète. Il n'était pas sans cesse en train d'attirer l'insuline, l'hormone de la prise de poids, avec de la farine blanche, du sucre et des boissons sucrées. Et il ne consommait pas de charcuterie. L'homme des cavernes absorbait deux fois plus de vitamines que nous : il mangeait beaucoup de légumes et, de temps en temps, il trouvait des fruits sucrés. Il mangeait des produits biologiques. Pour mieux se nourrir, il faut tout simplement dépenser un peu plus – et utiliser un litre de moins d'essence ou de gasoil au volant dans la journée.

> L'huile d'olive et le poisson sont-ils aussi nécessaires que les légumes ?

Oui. De récentes études l'ont montré : l'huile d'olive et le poisson bloquent les réactions inflammatoires, qui favorisent l'artériosclérose. Ils exercent la même action que l'aspirine ; et, tout en ayant meilleur goût, ils protègent aussi le cœur.

> Lorsqu'on mincit et que l'on fait du sport, doit-on prendre des compléments alimentaires ?

Lorsqu'on s'active plus, l'organisme absorbe plus d'oxygène et il se forme plus de radicaux libres, susceptibles de dégrader les cellules. L'organisme a donc besoin de plus d'antioxydants pour combattre les radicaux libres, comme la vitamine C, le bêta carotène, le sélénium et les composés secondaires des végétaux présents dans les légumes frais. Les compléments alimentaires pharmaceutiques ne font que compléter une alimentation saine.

Troisième étape :
consommez des brûleurs de graisses
et non des plats tout préparés

Pour comprendre comment s'installe l'excès de poids, il faut savoir comment fonctionne le métabolisme, autrement dit la manière dont les aliments sont transformés en énergie, en matériel biologique et en joie de vivre. C'est seulement ainsi que vous pourrez donner à votre corps ce dont il a besoin.

La roue de la vie

Les organismes unicellulaires, nommés « protozoaires », datent de 500 millions d'années ; premiers organismes vivants, ils étaient dotés d'un métabolisme rudimentaire, avec une seule cellule à nourrir. Il y a 40 millions d'années, les premiers mammifères ont foulé la Terre, puis, il y a 12 millions d'années, l'un d'eux a grimpé sur un arbre pour se nourrir de feuilles : c'était le ramapithèque, notre plus lointain ancêtre dont le métabolisme ressemblait déjà étonnamment au nôtre. Il y a 4 millions d'années, l'ancêtre du premier homme quitta son arbre pour la station debout : l'Homo erectus vécut alors de cueillette et plus tard de chasse.

Notre programme génétique

Quelque 100 000 ans avant notre ère, l'Homo sapiens est entré en scène. Vivant de chasse et de cueillette, il était doté d'un système biologique complexe, dont nous avons hérité. Ce système commandé par les gènes orchestre de manière harmonieuse l'action combinée des 70 milliards de cellules de notre organisme : il transforme les aliments, carburant naturel, en énergie, pour courir, chasser, rire… et formuler des pensées. Cela fonctionne d'autant mieux que la qualité de ces aliments est plus élevée.

Les premiers Homo sapiens se nourrissaient de viande maigre, de fruits et de légumes – toutes sortes d'aliments que leur système biologique pouvait exploiter de manière optimale. Cette alimentation est saine, même pour notre perception actuelle : en effet, leur ration de nutriments essentiels était trois fois plus élevée que les recommandations officielles actuelles. Afin que cet humain puisse

NOUS SOMMES TOUS DES OMNIVORES

Si nos ancêtres ne se nourrissaient que de végétaux, pourquoi mangeons-nous de la viande ? Parce que les êtres qui ne mangeaient que des végétaux ont disparu il y a 2 millions d'années et que les chasseurs-cueilleurs ont survécu. Ils étaient plus forts, mieux adaptés à la survie en milieu hostile : ils étaient omnivores, comme nous. Et qu'en est-il des végétariens ? Peut-on vivre sans viande ? La réponse est dans la nature : avez-vous déjà vu un éléphant manger un steak ? Lui aussi ne se nourrit que de légumes.

aussi survivre, son système biologique lui a permis de stocker des substances nutritives. Il pouvait résister à des périodes de chasse malheureuses, se nourrissant alors des semaines durant de racines et de fruits.

Le carburant n'est plus d'aussi bonne qualité

Ce système biologique ne s'est pas modifié au cours des deux derniers millions d'années. Nous avons encore et toujours besoin de nutriments essentiels que nous donnent les légumes, les fruits et les aliments d'origine animale : pour rire, courir, réfléchir… Et nous pouvons encore stocker des substances nutritives dans l'organisme pour les temps difficiles et vivre par exemple 40 jours sur nos réserves de graisses, voire plus pour certains.

Le carburant a toutefois perdu en qualité. La plupart d'entre nous ne donnent plus à leurs 70 milliards de cellules ce dont elles ont besoin et les sollicitent indûment par des substances inconnues de leur programme génétique. L'organisme réagit par des maladies de civilisation, telles que surcharge pondérale, diabète, goutte, maladies cardio-vasculaires, fatigue chronique, dépression ou cancer.

Le ketchup n'est pas prévu dans notre programme génétique

Feriez-vous le plein de gasoil sur une voiture à essence ? Non, car vous savez que vous n'iriez pas très loin. Mais pour la majorité d'entre nous, nous ne sommes malgré tout pas aussi prévenant avec notre organisme.

Vous disposez toujours du matériel génétique d'Homo sapiens, mais vous avez changé de carburant : les produits des fast-food, le chocolat, la farine blanche et le sucre très raffinés n'existent que depuis quelques décennies et notre métabolisme n'y est pas habitué, sans parler des conservateurs et des colorants, des adjuvants synthétiques et des substances toxiques.

À eux seuls, le sucre et la farine blanche sollicitent de manière excessive l'organisme et dérèglent l'action coordonnée des hormones dans le métabolisme, qui n'a pas été prévu pour cela. Le ketchup et la soupe en sachet n'ont pas été prévus dans notre programme génétique. L'organisme ne sait pas les traiter.

Métabolisme : ce qui se passe dans l'organisme

Supposons que vous mangiez une tarte aux pommes. Pour que votre métabolisme puisse l'exploiter, les petits agents de la digestion (les enzymes) la décomposent en minuscules éléments :

> les glucides, scindés en petites molécules de sucre : le glucose ;
> les protéines, décomposées en leurs constituants : les acides aminés ;
> les lipides, transformés en petits acides gras.

Ces minuscules composants transitent avec les vitamines et les sels minéraux depuis l'intestin dans le sang, déclenchent l'action des hormones et parcourent les kilomètres de vaisseaux du système circulatoire avant de parvenir sur le lieu où s'exerce leur action, à savoir les cellules. Ces éléments s'intègrent ainsi au métabolisme qui transforme les substances nutritives en énergie.

Les hormones régissent les fonctions vitales

Les hormones agissent en amont pour réguler chaque fonction de l'organisme : l'envie de faire l'amour ; la sensation de fatigue ou de dynamisme, de bonheur ou de satiété ; l'envie irrépressible de sucre ; le stress ; la propension à mobiliser les forces nécessaires pour fuir le danger ou rester figé par la peur ; la capacité à créer, ou l'incapacité à se concentrer ; et enfin, l'élimination des graisses et la constitution des muscles pendant le sommeil, ou inversement. Toutes les fonctions vitales et tous les sentiments sont commandés par les hormones. Et vous ne pouvez imaginer l'importance de ce que vous mangez sur ces dernières. L'alimentation quotidienne n'est donc pas qu'une source de calories favorisant la prise de poids, elle est aussi la condition indispensable à l'action harmonieuse du métabolisme, à votre santé et à votre bonheur.

INFO
Dans les chaudières des cellules, les substances nutritives sont brûlées pour donner de l'énergie ou sont exploitées pour assurer la stabilité du système nerveux, l'efficacité du système immunitaire, la brillance des cheveux et la douceur de la peau.

Évitez les plats tout préparés

L'excédent de poids est une réaction de l'organisme à une carence en nutriments essentiels. S'ils viennent à manquer, l'élimination des graisses ne peut s'effectuer, et ces dernières sont tout simplement stockées sous la forme de bourrelets disgracieux. Comment des carences sont-elles possibles dans une société d'abondance ? C'est très simple : les produits alimentaires industriels n'ont souvent d'autre but que de nous donner l'impression d'être rassasiés. Les fraises sont absentes des yaourts à la fraise et les soupes en sachet « au poulet » en sont totalement dépourvues. La cuisine est devenue chimique. Parmi les 7 000 arômes artificiels qui aiguisent l'appétit figurent colorants, exhausteurs de goût, gélifiants, sucre raffiné et conservateurs. Les emballages ne contiennent souvent qu'un mélange de substances nutritives inactives, additionnées de quelques vitamines.

Aussi pratiques qu'ils soient, la plupart des plats tout préparés font grossir – et c'est malheureusement aussi le cas lorsque l'étiquette porte une mention du type « moins de 300 kcal » : ils donnent bonne conscience et incitent à manger plus. La preuve : les Américains dépensent chaque année 40 milliards de dollars dans ces produits « allégés » qui existent depuis les années 1960 et l'Américain moyen a doublé de poids dans le même temps. Survient alors une autre grande tentation : manger tout ce qui porte la mention « low carb » (contenant peu de glucides). Ces aliments ne sont pas naturels, ils sont fabriqués industriellement et maquillés en aliments « amincissants » avec des édulcorants. Résultat : on prend du poids, tout simplement.

Mangez pour mincir

Les 70 milliards de cellules de l'organisme ont besoin d'un approvisionnement quotidien en matériaux de construction appropriés et en énergie. Hormones, système immunitaire, muscles, nerfs et organes peuvent travailler uniquement s'ils disposent de l'ensemble des substances nutritives nécessaires et en quantité suffisante. Dans le cas contraire, le cerveau vous invite à ouvrir le frigidaire, le corps réagit par la fatigue, la mauvaise humeur, des cheveux ternes… et une surcharge pondérale. Une carence en certains aliments essentiels fait grossir, notamment ceux qui brûlent les graisses, autrement dit les « brûleurs de graisses ».

CONSEIL MINCEUR

LA RÈGLE DES 70/30

En général, les produits naturels sont sains et l'organisme y est génétiquement préparé. Les produits tout préparés au contraire sont à l'origine des problèmes de surpoids : ils ne contiennent pas de carburant, seulement des matières de lest, additionnées de substances qui font grossir. Pour votre santé, respectez la règle des 70/30. Si vous vous nourrissez à 70 % de produits naturels, l'organisme supportera les 30 % de denrées d'agrément de l'industrie alimentaire. Nous avons en effet la chance de vivre avec un compagnon de bonne composition.

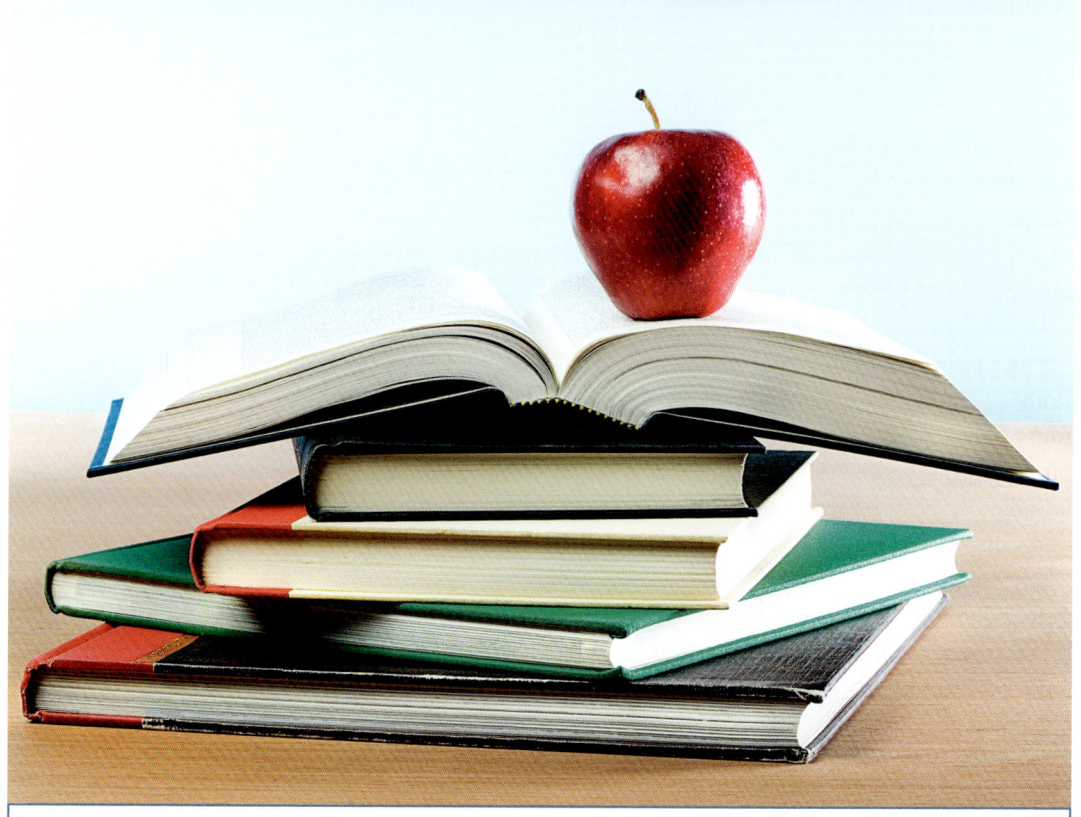

Mieux manger
pour mieux mincir

Les graisses font-elles grossir ? Non, pas toutes. Pas plus que les glucides. Alors que le sucre vous pousse à manger plus, le pain complet apaise la faim. L'important est vraiment de bien choisir les aliments et de bien les combiner. Suivant les cas, les graisses formeront des bourrelets disgracieux ou fourniront un complément d'énergie à vos cellules. Dans ce chapitre, nous vous présenterons les nutriments essentiels qui font brûler les graisses ; nous verrons pourquoi un indice glycémique faible fait mincir, et quels aliments sont de véritables brûleurs de graisses.

La volonté ne peut rien contre le sucre

Les glucides font grossir, tout du moins les mauvais. Car certains sont bons : lorsque vous en absorbez, l'organisme doit même fournir de l'énergie pour les métaboliser et les assimiler.

Les glucides, composants du sucre

Pour convertir les glucides sous une forme exploitable, le corps fournit un supplément d'énergie. Plus les glucides sont complexes, plus il faut d'énergie. L'élément déterminant n'est pas seulement la taille des glucides, mais aussi leur vitesse de pénétration dans l'organisme, point sur lequel nous reviendrons plus loin.

> Les glucides simples se composent d'un seul élément : c'est le cas du glucose du miel et du fructose des fruits.

> Les autres glucides se composent de deux éléments : c'est le cas du saccharose – sucre en morceaux – ou du lactose contenu dans le lait.

> Les glucides dits « complexes » se composent d'un grand nombre d'éléments identiques que l'organisme doit tout d'abord dissocier. Ces chaînes de glucides se trouvent notamment dans les céréales, les pommes de terre, les choux-navets et les légumineuses.

Le cerveau et les muscles se nourrissent de sucre

Le cerveau raffole de sucre : il s'en nourrit exclusivement, puisant inlassablement dans le glucose du sang. Sans sucres, la concentration se relâche, la fatigue et souvent aussi la mauvaise humeur nous envahissent. Pour les besoins urgents, le foie met 70 grammes de glucose à la disposition du cerveau.

Environ 300 à 400 grammes sont stockés dans les muscles, une réserve pour les cas exceptionnels, par exemple pour piquer un 100 m ou pour s'éreinter sur les appareils en salle de gymnastique. Les muscles ont, eux aussi, besoin de glucides pour produire de l'énergie. Si vous êtes agité ou si vous vous dépensez beaucoup, vos muscles puisent dans cette réserve d'énergie rapidement disponible et brûlent le sucre, qui s'évanouit en fumée. Ces stocks doivent être renouvelés en permanence. L'ensemble du processus est commandé par les hormones.

BONS ET MAUVAIS GLUCIDES

Des aliments aussi divers que les barres chocolatées, le pain complet, les carottes et les fraises renferment des glucides. L'organisme s'en sert pour élaborer du glucose – la molécule de sucre qu'il peut exploiter. Selon la vitesse et le degré d'augmentation du taux de glycémie provoqué par les différents glucides, ils activent le stockage ou l'élimination des graisses.

Instrument de mesure sensible : le taux de glycémie

L'équilibre énergétique de l'organisme est régi par le taux de glycémie. Un litre de sang contient environ un gramme de sucre, comme nous l'avons vu, sous forme de glucose. Et l'organisme s'efforce de maintenir ce taux constant.

Si vous fournissez des glucides sous forme de chocolat ou de pain complet, les enzymes de la digestion réduisent cet apport en minuscules éléments. Les sucres passent ainsi de l'intestin dans le sang. Votre système biologique réagit alors immédiatement comme sur programme : le pancréas sécrète de l'insuline et l'envoie dans le sang. L'insuline envoie alors immédiatement un message au centre de l'appétit dans l'hypothalamus : « Assez ! Cessez tout apport ! » L'insuline véhicule les molécules de sucre vers le foie et les muscles. Lorsque ces réserves sont remplies, les sucres restants sont convertis en graisse, sur les fesses, les hanches et l'abdomen, jusqu'à ce que le taux de glycémie revienne à son niveau normal, voire légèrement en dessous. Lorsque le sucre vient à manquer au cerveau, un système d'alarme s'enclenche : on devient facilement nerveux, déconcentré, fébrile et vulnérable. Le centre qui régit la satiété reçoit le message : « À manger immédiatement, et du sucré SVP. »

LE SUCRE DONNE ENCORE PLUS FAIM
Les sucreries font grimper le taux de glycémie… qui redescend aussi vite. Résultat : la faim vous tenaille de nouveau.

Le choc du petit-déjeuner pour le pancréas

Le matin à jeun, le sang contient environ 1 g/l de sucre (glucose). Selon ce que vous prenez au petit-déjeuner, le taux de glycémie augmente très vite ou de manière très lente et très progressive.

Le fructose des fruits est facilement assimilé

L'orange du petit-déjeuner contient des fibres. Grâce à ces substances de lest, il faut un certain temps au fructose pour se libérer dans l'intestin et s'insinuer dans le sang. En outre, le foie doit tout d'abord convertir le fructose en glucose pour qu'il puisse être assimilé par l'organisme. En d'autres termes, si vous mangez des fruits, le taux de glycémie ne s'élève que lentement et ne cesse ensuite de baisser.

Une heure plus tard, conformément à votre programme génétique originel, vous devriez avoir à nouveau envie de manger des fruits pour apporter à votre organisme les nutriments essentiels.

Le pain complet et le müesli maintiennent longtemps rassasié

Le pain complet (seigle, épeautre, blé tendre), avec ses chaînes complexes de glucides, doit être au préalable scindé en petites molécules de glucose. Les nombreuses fibres alimentaires freinent ce processus ainsi que le passage du sucre dans le sang. Le taux de glycémie s'élève donc lentement. Trois heures se passent avant que le sucre soit parvenu aux différents points du corps. C'est alors seulement que l'on a de nouveau faim. Le même schéma s'applique au riz nature et aux pâtes au blé complet.

Pain blanc et confiture font grimper le taux de glycémie

Lorsque vous mangez du pain blanc de farine raffinée – sans fibres alimentaires – ou des molécules de sucre comme celles du sucre en morceaux, du nectar de fruits, de la confiture ou des barres chocolatées, les petites molécules s'infiltrent immédiatement dans le sang et le taux de glycémie grimpe en flèche. Vous avez soudain au moins 1,5 g/l sucre dans le sang. Et c'est cela qui fait vraiment grossir.

L'insuline, responsable de la prise de poids

Dès que l'on absorbe du pain blanc ou des sucreries, le pancréas produit de l'insuline. Cette hormone est vitale pour l'organisme : sans elle, le sucre reste dans le sang et détruit les vaisseaux et les nerfs. Lorsqu'une grande quantité de « sucres rapides » parvient dans le sang, le pancréas fonctionne à plein régime. Les grandes quantités d'insuline produites envoient les molécules de sucre directement dans les cellules. Cependant, le taux de glycémie chute ensuite brutalement en dessous de la normale. Conséquences : le cerveau manquant de sucre, vous êtes fatigué, votre concentration faiblit et vous avez une envie compulsive de sucre. Votre volonté n'est donc pas en cause lorsque vous attrapez la première sucrerie qui passe. Votre organisme vous y contraint : le sucre est le plus fort. La boisson sucrée ou le gâteau au chocolat suivants relancent le même processus depuis le début. Le taux de glycémie grimpe, le pancréas s'affole et produit de l'insuline en masse. Le sucre vient à manquer et il vous faut alors de nouveau du sucré.

DU BLÉ COMPLET POUR LA SANTÉ
Le blé tendre moderne est génétiquement modifié à tel point que nous ne supportons plus le gluten. Dans les magasins bio, demandez de l'engrain (ou petit épeautre) ou de l'amidonnier. Préférez également le froment ou l'épeautre.

Le plus ennuyeux dans l'histoire, c'est que tant que l'insuline agit dans le sang, les cellules graisseuses sont intactes. Le glycogène, brûleur de graisses par excellence, ne peut entrer en action. Les lipases, enzymes digérant les lipides, sont inactives.

Le cercle vicieux de la prise de poids

À la longue, les cellules ne prennent plus au sérieux l'hyperactive insuline. Elles se ferment brusquement et ne sont plus réceptives à son message. Le pancréas tente désespérément de produire toujours plus d'insuline, pour faire baisser le taux de glycémie. Résultat : la quantité d'insuline dans le sang ne cesse d'augmenter, et vous de grossir. Le centre qui régit la satiété dans le cerveau ne réagit plus au message : « Arrête de manger ! », aussi continuez-vous à manger.

Le glucagon, brûleur de graisses par excellence

Le pancréas produit également du glucagon, hormone amincissante qui contrebalance l'action de l'insuline. Le glucagon freine l'activité de l'insuline, et l'empêche de métaboliser tout le sucre du sang ; il intervient uniquement lorsque le taux de glycémie est descendu sous un certain seuil. Si vous mangez du pain complet ou une pomme, par exemple, et que le taux de glycémie baisse de manière naturelle, le pancréas envoie une grande quantité de glucagon dans le sang. Le foie tente alors de relever le taux de glycémie – en extirpant la graisse des cellules adipeuses et en la convertissant en sucre suivant ses besoins.

La consommation régulière de sucre inhibe la dégradation des graisses

Les graisses ne peuvent être dégradées si vous attirez en permanence l'insuline avec de mauvais glucides. Aussi longtemps que le sang contient trop d'insuline, les enzymes qui éliminent les graisses ne peuvent agir. En termes techniques, on dit que la lipolyse ne se fait pas. Les cellules graisseuses sur les hanches restent pleines.

Les « bons » glucides ne relèvent que légèrement le taux de glycémie. Parmi ces derniers, on peut citer les produits au blé complet, le riz complet, les légumineuses, les légumes frais, les pâtes (*al dente*) et la plupart des fruits. Il faut en manger beaucoup pour que le glucagon et les enzymes qui éliminent la graisse puissent intervenir.

Comment bien sucrer ?

Évitez le plus possible le sucre blanc raffiné. Utilisez des produits naturels : miel, sirop d'érable, concentré de jus d'agave, d'érable, de poire ou de pomme. Même si ces produits relèvent le taux d'insuline, si vous en usez comme d'une épice, ils ne font pas grossir. Que penser du fructose ? Il est lui aussi beaucoup décrié, car il entraîne une cirrhose hépatique aux doses où il est employé par l'industrie alimentaire – dans les produits pour diabétiques, les jus… En petites quantités, dosé à la cuiller, il sucre plus que le sucre industriel, sans favoriser la production d'insuline. Et que dire des édulcorants ? Ils n'influencent pas le taux de glycémie et réduisent l'absorption de calories. Toutefois, ils ne trompent pas le cerveau. Les édulcorants donnent faim. De plus, l'alimentation a bien d'autres fonctions que l'apport calorique. Aussi, si ces cousins chimiques du sucre sont indispensables pour les diabétiques, les personnes en bonne santé devraient s'en passer.

INFO

Quantité de sucre dans :
> 1 morceau de sucre : 3 g
> 1 litre de jus de fruits : 120 g
> 1 litre de cola : 110 g
> 100 g de bonbons (caramels durs) : 97 g
> 100 g de confiture : 69,8 g
> 100 g de nougat : 66 g
> 100 g de pâte à tartiner à base de noisettes : 54 g
> 1 tablette de chocolat : 39,8 g
> 100 g de barre de müesli : 30,1 g
> 50 g d'oursons en gomme : 21,4 g
> 100 g de biscuits : 16,7 g
> 1 pot de yaourt (aux fruits) : 11,3 g

L'ennemi public numéro 1 pour la ligne

De nombreux nutritionnistes pensent actuellement que la prise de poids résulterait en fait d'un taux d'insuline trop élevé de manière continue. Les médecins et les spécialistes de la diététique parlent même d'une épidémie de surpoids et de diabète, induite par l'insuline. D'après les études les plus récentes, les conditions requises pour sa venue existeraient avant la naissance. Lorsque la mère a des taux de glycémie et d'insuline trop élevés suite à une alimentation trop riche en glucides, le risque augmente pour l'enfant de devenir obèse et de contracter du diabète.

On compte actuellement 2 millions de diabétiques en France, et la tendance est à la hausse !

Lorsque le taux d'insuline est trop élevé, l'organisme est incité à stocker et à piéger les graisses dans les cellules graisseuses. Pour faire fondre les kilos, il faut impérativement éviter les plats tout préparés contenant du sucre et de la farine raffinés.

L'indice glycémique

Dès les années 1970, David Jenkins, professeur à l'université de Toronto, au Canada, n'évaluait plus les aliments en fonction des calories, mais suivant l'indice glycémique (que j'ai abrégé il y a quelques années en GLYX dans la première édition de ce livre, une notation qui s'est depuis heureusement répandue).

Le GLYX permet de déterminer le degré d'élévation de glycémie par les différents aliments. Les bons glucides ont un GLYX faible, maintiennent longtemps rassasié et permettent à l'hormone amincissante appelée glycogène d'accomplir sa mission. Les mauvais glucides ont un GLYX élevé, ils attirent beaucoup d'insuline – l'hormone responsable de la prise de poids – dans le sang, donnent une envie irrépressible de sucre et piègent les graisses dans les cellules graisseuses.

Un indice glycémique élevé fait grossir

Le professeur Jenkins a défini une échelle de 1 à 110, et stipulé que tous les aliments dont l'indice dépassaient 55 favorisaient la prise de poids. Parmi ces nutriments figurent le sucre et les produits qui en contiennent. Malheureusement, les produits entrant dans cette catégorie sont très nombreux. Aujourd'hui, le sucre blanc est pratiquement incontournable : on le trouve dans les jus de fruits, les limonades, les müeslis, la plupart des plats tout préparés, ainsi que dans la moutarde et les concombres à l'aigre-doux ; un flacon de ketchup contient jusqu'à 50 morceaux de sucre.

Parmi les mauvais glucides, on trouve aussi des produits transformés industriellement à partir de farine blanche, la purée de pommes de terre en flocons, le maïs transformé, ou le riz blanc. En effet, ils ne comportent pas de fibres alimentaires naturelles, qui ralentiraient le passage du sucre dans le sang. Ces aliments sont donc encore plus nocifs que le sucre !

Bons et mauvais glucides

Les brûleurs de graisses	GLYX	Les piégeurs de graisses	GLYX
Boissons			
Jus de légumes frais	15	Jus de fruits avec sucres ajoutés	70
Jus de fruits frais (sans sucre)	45	Bière (maltose)	110
Fruits et légumes			
Fruits frais	10–40	Carottes cuites	60
Légumes frais	15–25	Ananas	60
Champignons	15	Bananes mûres	60
Lentilles	30	Raisins secs	65
Haricots verts	30	Courge	75
Petits pois en conserve	50	Pastèque	75
Pain et produits aux céréales			
Müesli complet (sans sucres ajoutés)	40	Pain bis	65
Pain de seigle complet	50	Pain blanc	70–95
Pain de seigle (au levain)	50	Müesli avec sucres ajoutés	70
Pain complet ou au son	50	Corn-flakes	85
Garnitures			
Pâtes au blé complet (*al dente*)	40	Frites	75
Riz nature	55	Pommes de terre sautées	95
Sucreries			
Chocolat amer (> 70 % de cacao)	20	Chocolat au lait entier	55
Miel d'acacia	30	Sucre (saccharose)	70
Confiture (sans sucre)	30	Sucre de raisin (glucose)	100
Autres			
Noix	25	Croissant	70
Lait écrémé	30	Chips de maïs	75
Laitages	10–30	Crème glacée	60

Toutes les graisses ne font pas grossir

Il ne faut pas avoir peur des graisses, car elles assurent de nombreuses fonctions pour l'organisme. Nous en avons besoin au même titre que les vitamines. Ces éléments renforcent le système nerveux, aident à conserver une peau lisse et sont indispensables au métabolisme. Le problème, c'est la quantité. Quotidiennement, 1 400 calories d'origine graisseuse sont ainsi absorbées. Pour brûler autant de graisses, il faut faire travailler sérieusement ses muscles pendant quelques heures. Comme nous faisons généralement plus travailler notre cerveau, toute calorie graisseuse non brûlée se greffe instantanément sur les hanches ou sur le ventre.

Tout d'abord, la balance n'indique rien

À partir de 25 ans, la graisse s'insinue dans l'organisme. Dans un premier temps, l'aiguille de la balance n'indique rien, car nous perdons simultanément des muscles. En effet, seul un entraînement régulier permet de conserver sa masse musculaire. Ceux que le sport rebute perdent leurs précieux brûleurs et gavent leurs cellules graisseuses. Alors que la bascule indique encore un poids « idéal », la graisse s'est déjà installée. Ainsi, une femme pesant normalement 60 kg s'affole lorsqu'elle découvre son taux d'adiposité corporelle en montant sur une balance électronique : au lieu des salutaires 20 % de graisses, son organisme en contient 35 %, soit 15 % de muscles en moins – les seules parties du corps qui utilisent une quantité appréciable de graisses.

Des graisses pour mincir

La graisse n'est pas seulement installée dans les bourrelets disgracieux, comme réserve destinée à la production de glucose. C'est un élément indispensable aux parois cellulaires et aux nerfs. Elle tapisse les organes et forme une couche protégeant du froid. Elle huile la peau et l'empêche de s'assécher. Sans graisse, nous ne pourrions pas sécréter d'hormones ni de sucs biliaires, indispensables au bon déroulement de la digestion. Elle assure par ailleurs le transit des vitamines liposolubles (A, D, E et K) de l'intestin dans le sang. La graisse est même un brûleur de graisses, en tout cas la « bonne » graisse.

CONSEIL MINCEUR
BRÛLEURS DE GRAISSES NATURELS

L'huile d'olive, de chanvre, de colza, de noix ou de lin, ainsi que l'avocat, les noix non salées, les graines et les poissons gras fournissent des graisses qui maintiennent les cellules du corps jeunes, rendent joyeux, stimulent l'appétit et favorisent la thermogénèse – les calories se dissipent en chaleur par la peau. Enfin, mieux vaut pour la santé choisir du lait entier (3,8 % MG) que du lait demi-écrémé (1,8 % MG).

Le secret de la Crète

Des chercheurs ont établi que les Crétois vivent plus longtemps que les autres Européens, et qu'ils ont le taux d'infarctus le moins élevé de tous. Le secret se trouve dans leur assiette : moins de graisses animales, plus de poisson et d'huiles végétales, de l'huile d'olive principalement. Le principal acide gras indispensable à l'organisme (au même titre que les vitamines) s'appelle acide α-linolénique, c'est le plus important des acides gras oméga 3. Pour couvrir ces besoins, il faut cuisiner quotidiennement avec de l'huile d'olive, de colza, de lin ou de noix, et manger deux fois par semaine du poisson de mer (hareng, saumon ou maquereau, par exemple).

Bonnes et mauvaises graisses

En chimie, on fait la différence entre acides gras saturés et insaturés. Résidant essentiellement dans les aliments comme la crème, le beurre, la viande, la charcuterie, le fromage, mais aussi dans l'huile de coco ou de palme, les acides gras saturés sont solides à température ambiante. Mieux vaut limiter la consommation de tels acides car ils se transforment en matelas de graisse. Les graisses animales contiennent toutefois aussi des acides gras bons pour la santé. L'acide linoléique conjugué (CLA), par exemple, permet de rester mince, de prévenir certains types de cancer et d'allergies. C'est pourquoi vous pouvez sans problème consommer du lait ou du yaourt dont la teneur en matière grasse naturelle n'a pas été modifiée. Les graisses les plus dangereuses sont celles qui ont été solidifiées. Présentes dans de nombreux produits tout préparés, elles regorgent d'acides gras trans et sont à l'origine d'infarctus et de cancers. Évitez par conséquent tous les produits contenant des « graisses solidifiées ».

Les acides gras insaturés sont, quant à eux, généralement fluides à température ambiante. Comme l'organisme ne peut les fabriquer seul, ils sont essentiels, au même titre que les vitamines. Une carence dans ce domaine peut en effet entraîner des troubles de croissance, réduire la concentration et la capacité d'apprentissage, provoquer des troubles du système nerveux, ainsi que des maladies de peau. Les meilleurs pourvoyeurs sont les légumes, les olives, les noix, les germes et le poisson.

LES BONNES GRAISSES
Pour la cuisson, privilégiez des huiles végétales, riches en acides gras insaturés.

Attention à la combinaison lipides-glucides

Voilà ce qui se passe dans l'organisme : lorsque vous mangez un rôti de porc avec des nouilles, ces dernières attirent beaucoup d'insuline dans le sang, car leur indice glycémique est élevé. L'hormone de la prise de poids envoie la molécule de graisse du rôti immédiatement aux cellules graisseuses où elle l'enferme. Cela se passe autrement si vous mangez des pâtes au blé complet. Leur indice glycémique étant faible, elles n'attirent pas l'insuline et veillent à ce que les graisses des cellules musculaires soient brûlées pour la production d'énergie.

> Évitez par conséquent de combiner des aliments riches en graisses et des sucres « rapides », dont l'indice glycémique est élevé.

> Consommez des glucides rapides uniquement avec des aliments à faible teneur en graisses. Exemples : spaghetti et crevettes, pommes de terre et cabillaud ou encore riz blanc et légumes croquants.

> L'idéal serait l'harmonie de « bonnes » graisses avec suffisamment de protéines et de glucides à faible indice glycémique.

> Pour connaître les brûleurs et les piégeurs de graisses, autrement dit les aliments qui font respectivement mincir ou grossir, reportez-vous pages 38 et 39.

CONSEIL MINCEUR   COMBINAISON FATALE : GRAISSE + SUCRE/AMIDON

Pour mincir, il faut éviter la combinaison désastreuse « graisse + sucre/amidon » et opter pour des combinaisons amincissantes.

Combinaisons désastreuses :
> Rôti de porc et nouilles
> Pâtes à la crème
> Tarte (pâte sucrée et garniture grasse)
> Tartine beurre et confiture
> Glace aux fruits et crème Chantilly
> Pizza ou frites
> Pain blanc et fromage

Combinaisons amincissantes :
> Poitrine de dinde et pommes de terre vapeur
> Pâtes aux légumes
> Riz nature aux crevettes
> Mozzarella aux tomates
> Müesli aux fruits
> Pain et tomates
> Melon au jambon

10 règles pour garder la ligne –
Pour que la graisse ne soit plus votre ennemie

1 Utilisez de l'huile d'olive, de noix ou de colza. Évitez le beurre, la crème ou la margarine. Ration quotidienne obligatoire : 1 cuil. à café d'huile de lin dans le jus de pamplemousse ou la salade. N'ayez pas peur de la graisse de poisson, elle fournit de bons acides aminés oméga 3.

2 Mangez beaucoup de légumineuses, de légumes, de fruits frais, de céréales complètes (riz, pâtes, pain, müesli) et de salade : ils contiennent tous peu ou pas de graisses. D'autre part, vous pouvez utiliser des légumes congelés, car le froid conserve les vitamines.

3 Consommez moins de viande rouge et de charcuterie au profit des poissons de mer et des volailles. Choisissez toujours les morceaux maigres : filet, escalope, faux-filet.

4 Choisissez des laitages aussi « allégés » que possible : s'il y a 9 g de graisse dans 30 g de crème fraîche, la même quantité de crème allégée n'en contient que 3 g. Un pot de yaourt au lait entier contient 10 g de graisse, contre seulement 3,5 g pour un yaourt maigre. Un morceau de camembert (30 g) fournit 10,2 g de graisse alors qu'un fromage maigre à pâte molle en contient seulement 0,2 g.

5 N'utilisez pas trop d'huile pour la cuisson, juste un filet dans une poêle antiadhésive. Une fois la viande saisie, jetez l'huile. La cuisson à la vapeur et à l'étuvée préserve les vitamines, ainsi que les hanches ou le ventre. Dans les sauces, remplacez la crème par des légumes en purée, du lait caillé maigre ou de la crème fraîche allégée. Utilisez des huiles « minceur » comme l'huile d'olive ou de colza que l'on peut tout à fait faire chauffer, le tout est qu'elles ne fument pas.

6 Ôtez le gras de la viande et faites couper votre charcuterie en tranches aussi fines que du papier à cigarettes.

7 Renoncez aux plats tout préparés. Les produits naturels sont moins riches en graisses : 100 g de pommes de terre en robe des champs en contiennent 0,3 g (66 kcal) alors que la même quantité de chips en contient 40 g (519 kcal).

8 Composez vous-même votre müesli à partir de flocons (au lieu du blé, utilisez de l'engrain ou de l'amidonnier), de graines, de noix, de produits au lait ou au soja et de fruits. Les müeslis du commerce contiennent du sucre et beaucoup de graisses (chocolat).

9 Évitez les pièges à graisses : gâteaux, tartes, crèmes glacées, chocolat, ainsi que la pizza, les frites et les chips. Avec les fromages trop gras, contentez-vous d'une petite portion.

10 La panade est un concentré de graisses : veillez à l'ôter du poisson ou de la viande. Renoncez à tous les produits cuits en friteuse.

Brûleurs de graisses

Aliments qui font mincir

Fruits et légumes

Les fruits, les légumes et les légumineuses contiennent vraiment très peu de graisses.
Mangez-en trois à cinq grandes rations par jour !

Laitages

Yaourt (1,5 à 3,8 %) 1,5 à 3,8	Fromage frais maigre 0,3	Lait demi-écrémé 3,8
Petit-lait 0,2	Fromage blanc (10 %) 2,0	Kéfir 3,5
Lait caillé (3,5 %) 3,5	Faisselle 3,0	Babeurre 0,5

Fromages

Fromage de ferme moulé à la main 0,7	Fromage de chèvre (45 %) 21	Munster 19
	Brousse 8	Feta (40 %) 16
Parmesan (32 %) 25	Cancoillotte 4,1	Mozzarella 16
Édam (30 %) 28	Saint-Paulin 23	Pont-l'Évêque 24

Poissons

Cabillaud 0,6	Sandré 1,0	Crevettes, scampi 1,4
Seiche 0,8	Daurade 1,0	Homard 1,9
Perche 0,8	Sole 1,0	Plie 2,0
Saumon fumé 0,8	Langouste 1,1	Truite 3,0
Brochet 0,9	Moules 1,3	Sébaste 4,0

Viandes et volailles

Poitrine de dinde 1,0	Escalope de porc 2,0	Filet de veau 4,0
Filet d'agneau 1,0	Foie de bœuf 2,0	Filet de bœuf 4,0
Escalope de veau 2,0	Lièvre 3,0	Longe de chevreuil 4,0
Filet de porc 2,0	Jambon cuit sans gras 3,0	Rosbif, bœuf 5,0

Produits aux céréales

Pain de seigle 1,0	Flocons d'avoine 7,0	Grains de blé vert 2,7
Pain de seigle complet 1,0	Sarrasin 1,7	Pain complet 3,0
Galette suédoise 1,5	Riz nature 2,2	

Autres

Eau minérale 0	Tofu 5,0	Œuf de poule 7,0

Huiles végétales

Même avec environ 99,5 g de graisse, elles appartiennent toutes par leurs acides gras insaturés
aux brûleurs de graisse : huile d'olive, de colza, de lin et de noix.

Grammes de graisse pour 100 g d'aliment.

Pièges à graisses

Aliments qui font grossir

Laitages

Beurre 83	Crème fouettée 32	Crème glacée 20
Crème fraîche 40	Chantilly 32	

Fromages

Mascarpone 48	Gruyère (45 %) 32	Cantal (45 %) 30
Bleu d'Auvergne (50 %) 39	Comté (50 %) 32	Fromage blanc (70 %) 28
Camembert (60 %) 33	Emmental (45 %) 30	Fromage frais (60 %) 32

Viandes et volailles

Lard maigre 65	Poule au pot 20	Bœuf haché 14
Andouille 37	Gigot d'agneau 18	Jambon cuit 13
Salami 33	Canard 17	Jambon blanc 11
Côtelette d'agneau 32	Chipolatas 30	Côtelette de porc 8
Oie 31	Poitrine fumée 26,5	Collier de bœuf 8
Merguez 29	Cervelas 26	

Pâtisseries et apéritifs

Gaufre au chocolat 36	Pâte feuilletée 25	Chips tortilla 24
Gâteau aux noix 30	Müesli au chocolat 12	Biscuits apéritifs 20
Tarte à la crème 25	Chips de pommes de terre 40	Frites 15

Sucreries

Pâte à tartiner à base de noisettes 31	Massepain 25	Beurre de cacahuète 54
Chocolat au lait entier 36	Pop-corn sucré 20	

Corps gras

Saindoux 99,7	Mayonnaise (80 % MG) 80,0	Margarine 80,0
Beurre à cuisiner 99,5	Margarine (50 % MG) 40,0	

Autorisés en petites quantités (20 à 30 g par jour)

Noix de macadamia 73	Noisettes 61	Olives noires/grecques 36
Noix de pécan 72	Cacahuètes 49	Noix 62

Grammes de graisse pour 100 g d'aliment.

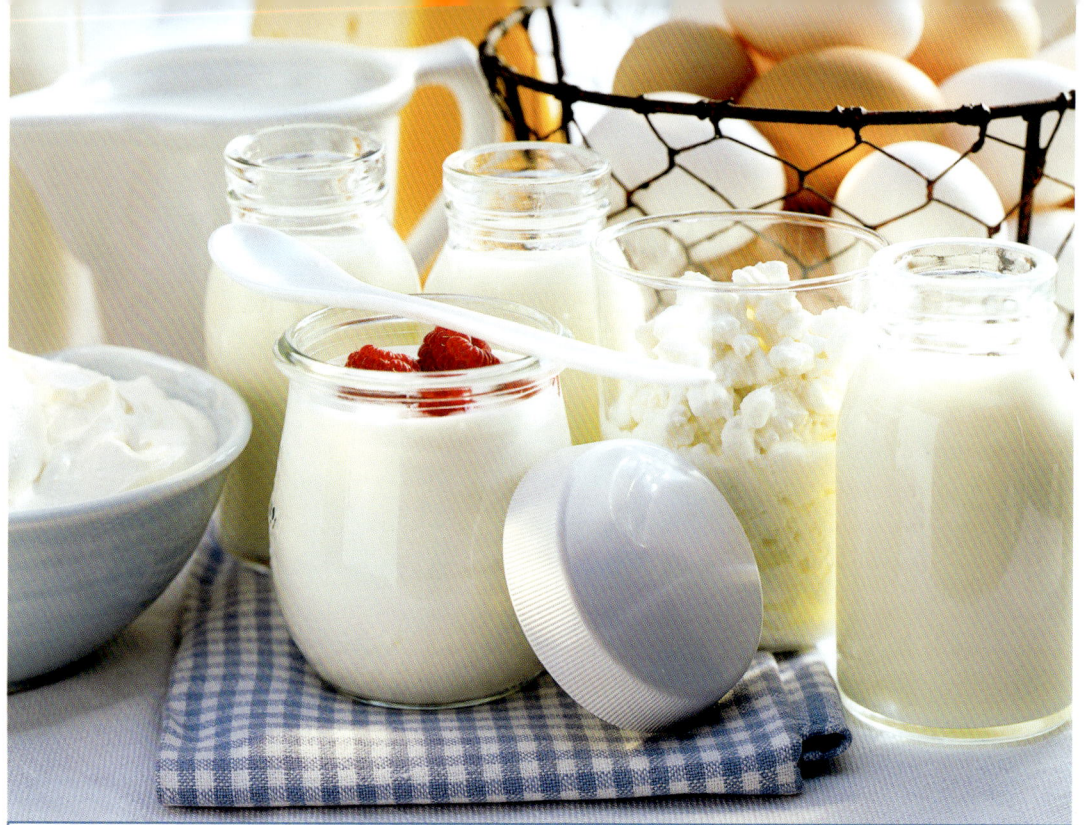

Éléments amincissants naturels

L'organisme se compose – hors graisses et eau – d'albumine, autrement dit de protéines. Le système immunitaire, les muscles, les cheveux, les nerfs et les organes sont constitués à partir de 22 minuscules composants protéiques ou acides aminés. Chaque jour, des milliards de cellules de l'organisme doivent être réparées, aussi le système immunitaire doit-il être renforcé en permanence. Pour chaque réaction nerveuse ou musculaire, l'organisme élabore à partir des acides aminés les hormones, enzymes et médiateurs chimiques vitaux. Il a donc besoin de nutriments vitaux.

Sans matériaux, pas de maison

Pour les processus constants de catabolisme et de transformation, notre organisme se sert des protéines stockées dans le sang, emmagasinées grâce aux aliments. Sans matériaux, pas de maison : l'organisme a besoin de l'ensemble des 22 acides aminés comme matériaux pour la synthèse des substances qui lui sont propres.

Nous en avons aussi besoin pour rester jeune et en bonne santé, performants et de bonne humeur. Huit de ces acides aminés sont essentiels. En effet, l'organisme ne peut les synthétiser et ils doivent être présents dans notre alimentation.

Décomposition des protéines

Si ceux qui souffrent de carences en protéines (bien qu'ils en absorbent suffisamment) sont nombreux, c'est qu'ils se nourrissent mal. Les protéines absorbées doivent dans un premier temps être décomposées, sinon les précieux acides aminés n'atteignent pas leur objectif, qui est la cellule. En l'absence de nutriments essentiels, l'organisme ne peut sécréter suffisamment de bile ou produire des enzymes permettant de scinder les protéines. Elles ne peuvent alors passer dans le sang, et, non digérées, elles restent dans l'intestin et pourrissent, entraînant des troubles digestifs et des allergies.

> Conclusion : sans vitamines, la salutaire digestion des protéines ne peut se faire. C'est pourquoi il faut accompagner chaque viande d'une salade et chaque yaourt d'un fruit.

Choisir de rester mince

Pour certains, les protéines ont mauvaise réputation, car ses principaux pourvoyeurs sont le lait entier et la viande rouge, aliments qui renferment également de mauvaises graisses animales, responsables de la prise de poids. Optez pour de meilleures sources de protéines, plus saines, comme le poisson maigre, la volaille, le veau, les laitages maigres et les légumineuses, lentilles, haricots ou pois chiches. Vous pouvez aussi de temps en temps inviter le tofu au menu, et bien sûr aussi un œuf au petit-déjeuner. L'essentiel, c'est de toujours garder à l'esprit la règle des 70/30 dans le choix de vos sources de protéines (voir page 25).

ACIDES AMINÉS ESSENTIELS

Les acides aminés – isoleucine, leucine, lysine, méthionine, phénylalanine, thréonine, tryptophane et valine – doivent être présents dans notre alimentation.

L'albumine est un brûleur de graisses

Lorsqu'on mange un morceau de volaille ou de poisson maigre, l'organisme doit puiser de l'énergie supplémentaire dans ses stocks de graisses pour que l'albumine des aliments soit directement assimilable. Un gramme d'albumine contenu dans les aliments fournit 4 kcal et pour l'exploiter, l'organisme doit fournir 25 % de cette énergie, soit 1 kcal par gramme ; il s'appuie alors sur les cellules graisseuses. Pour bénéficier de la fonction d'élimination des graisses, il faut donc privilégier des pourvoyeurs d'albumine à faible teneur en matières grasses (voir tableau page 44).

Attention aux pièges tendus par certains régimes

LES RÉGIMES TROMPEURS

Les régimes chocs, qui préconisent d'énormes quantités de protéines, ne permettent pas de mincir durablement. Vous croyez perdre des kilos, alors que vous ne perdez que de l'eau et pas un gramme de graisse.

Vous vous dites peut-être : « C'est bien, je ne mange plus que des protéines, comme cela, je vais mincir. » En préconisant d'énormes quantités de protéines et en interdisant les glucides, nombre de régimes permettent de maigrir très rapidement, mais malheureusement, l'organisme ne perd que… de l'eau. Totalement déboussolé par l'apport de protéines anormalement élevé – et la carence simultanée de glucides – l'organisme bascule sur un programme appelé « cétose » et produit des corps cétoniques que les reins s'efforcent d'évacuer avec beaucoup d'eau, d'où le succès remporté sur la balance. Mais on ne perd que de l'eau et peu de graisses. Conclusion : mieux vaut éviter un tel régime.

Attention aux carences en protéines !

Si un excès de protéines est contre-indiqué, une carence est carrément catastrophique, et la plupart des femmes au régime souffrent rapidement d'une telle carence parce qu'elles essaient d'éviter les graisses, en délaissant ainsi les pourvoyeurs de protéines. Le système immunitaire est alors affaibli et les muscles fondent ! Mais si l'alimentation est équilibrée, il est pratiquement impossible d'absorber trop de protéines car il n'est pas évident de couvrir ses besoins quotidiens (voir tableau page 44). Et pour les personnes fortement obèses qui veulent perdre du poids, c'est mission impossible sans compléments alimentaires bien choisis (voir pages 45 et 46).

Solution simple et énergisante : protéines et glucides

L'astuce pour réussir un régime à long terme, et qui vous laisse en pleine forme physique et intellectuelle, est simple : il suffit en fait d'associer protéines et glucides, et tant que vous accompagnez votre yaourt de fruits, et le poisson d'une bonne ration de légumes, vous emmagasinez assez de sucre pour le cerveau et de nutriments essentiels pour l'assimilation des protéines. Votre organisme n'incline plus à la production anormale de cétose, ni à la fonte des précieux muscles : il puise, au contraire, dans les bourrelets disgracieux pour transformer les indispensables protéines alimentaires en vitalité, défenses immunitaires, muscles, performances… et bonne humeur !

Protéines énergisantes

Il y a un autre avantage à toujours accompagner les protéines de glucides. Absorbés seuls, ces derniers provoquent fatigue et ralentissement de l'activité cérébrale ; leur ingestion entraîne en effet la sécrétion de médiateurs chimiques ou neurotransmetteurs, dont l'action est plutôt lénifiante. Les protéines inhibent les troubles provoqués par les glucides et ont un effet stimulant. La tyrosine, acide aminé présent dans ces dernières, donne naissance aux médiateurs chimiques de la vitalité que sont la dopamine et la norépinephrine. Si un nombre suffisant de tels médiateurs circule dans votre cerveau, vous penserez plus vite, vous pourrez mieux vous concentrer et vous motiver.

Quels besoins en protéines ?

Pour une personne mince et qui ne fait pas beaucoup d'exercice, on table sur 0,8 g par kg. Les besoins augmentent avec les activités sportives. Si vous avez une surcharge pondérale, il faut aussi compter une ration supplémentaire pour transformer à long terme les bourrelets en muscles. Pour les gens qui veulent mincir, les spécialistes recommandent de prendre jusqu'à 2 g de protéines par jour pour chaque kilo de poids du corps.

CALCULEZ VOS BESOINS ESSENTIELS EN PROTÉINES

Poids (kg) x 0,8 g = … g de protéines

Exemple : 60 (kg) x 0,8 g = 48 g de protéines

On trouve 48 g de protéines dans :

> 240 g de poulet rôti
> 2 kg de pleurotes
> 225 g de haricots blancs
> 280 g de saumon
> 10 pots de yaourt
> 220 g de rosbif

Les sources de protéines

20 grammes de protéines	10 grammes de protéines
3 œufs de poule	30 cl de lait écrémé (1,5 %)
55 g de filet de porc fumé	30 cl de petit-lait
65 g de jambon sans couenne	25 g de germes séchées
70 g de saumon fumé	25 g de parmesan
80 g de blanc de poulet	35 g de graines de lin
80 g d'agneau maigre	37 g de brousse (20 %)
80 g de blanc de dinde	38 g de fromage en tranches (30 %)
80 g de viande de porc maigre	40 de noix
90 g de corned-beef	40 g de graines de tournesol
90 g de tendron de bœuf	40 g de germes de blé
90 g de filet de porc	50 g de haricots secs
90 g de tartare	50 g d'amandes
100 g de flétan (blanc)	50 g de mozzarella
100 g de filet d'agneau	50 g de graines de pistaches
100 g de lapin	60 g de noix de cajou
100 g de saumon frais	75 g de fromage frais (20 %)
100 g de filet de bœuf	75 g de fromage frais maigre
100 g de bœuf haché	80 g de flocons d'avoine
100 g de sardines	90 g de grains de blé vert
100 g de thon	100 g de galettes suédoises
110 g de crevettes	100 g de farine de blé complet
110 g de maquereau	125 g de tofu
120 g de cabillaud	125 g de pain complet
120 g de langouste	135 g de riz nature
120 g de plie	175 g de petits pois
120 g de sole	180 g de pousses de soja
120 g de turbot	210 g de yaourt au soja
123 g de saucisse de volaille	220 g de choux de Bruxelles
125 g de homard	230 g de chou vert
135 g d'écrevisses	275 g de cèpes
200 g d'huîtres	300 g de yaourt (1,5 %)

Quelles protéines : animales ou végétales ?

Les protéines animales s'accompagnent le plus souvent de graisses, et les protéines végétales, de fibres. Ces dernières sont moins assimilables par l'organisme et ont une faible valeur biologique (voir page 46). C'est pourquoi il convient de combiner judicieusement protéines animales et végétales (haricots et riz, pommes de terre et œufs, par exemple). Si vous optez pour des protéines animales, veillez à ce que leur teneur en graisses ne soit pas trop élevée.

De l'utilité des concentrés protéiques

Est-ce vraiment nécessaire ? Normalement, non. Une alimentation saine suffit, sauf si l'on pèse plus de 100 kilos et que l'on doit mincir. Mais il ne faut surtout pas descendre au-dessous des 1,5 à 2 g de protéines nécessaires par kilo de poids du corps tout au long du régime. On entend parfois que les concentrés protéiques peuvent être dangereux pour la santé. C'est vrai uniquement à condition d'en prendre sur une longue période et à hautes doses. D'ailleurs, à lui seul, le prix est dissuasif. Une bonne préparation protéinée (750 g) coûte 50 euros. Attention, lorsque vous prenez un concentré, n'oubliez pas de boire beaucoup, pour éviter une acidification de l'organisme.

Les bons concentrés protéiques affichent une valeur biologique supérieure à 100. Vérifiez bien que la poudre ne contienne pas d'agent sucrant et, dans le cas contraire, qu'il ne renferme que très peu de glucides. Les fibres alimentaires par exemple, mais aussi l'inuline de la racine de chicorée et des glucides complexes (palatinose) ont un effet positif sur la régulation de l'insuline. Le petit-lait n'a pas une haute valeur biologique. Le soja ne doit pas être génétiquement modifié et ne convient pas à tout le monde. Le meilleur aminogramme est l'association petits pois/lait car les protéines des petits pois sont rapidement disponibles pour l'organisme, celles du lait sont assimilées plus lentement, et l'on est longtemps rassasié.

Les concentrés ne doivent pas forcément avoir de goût – ce sont de simples compléments alimentaires. Autrement dit, il suffit de les mélanger au yaourt, à une boisson amincissante ou encore à une nourriture saine. Les agents aromatiques sont également vivement suspectés de faire grossir.

Les bonnes combinaisons progressives

La qualité des protéines nutritionnelles se mesure à la facilité avec laquelle l'organisme les utilise pour élaborer ses propres matériaux. Il produit 70 g de protéines corporelles à partir de 100 g de protéines nutritionnelles d'origine animale, alors que dans le cas de protéines d'origine végétale, il n'en produit que 30 g. En combinant judicieusement les deux, vous pouvez toutefois augmenter la qualité (valeur biologique) globale des protéines corporelles. Bonnes combinaisons : céréales et lait (müesli) ; pommes de terre et œuf ; légumineuses/légumes et viande/poisson. Pour 100 g, ces combinaisons peuvent fournir 60 g de protéines corporelles. Pour bien commencer la journée, vous pouvez prendre le matin du müesli avec du lait ou du yaourt ou bien des flocons d'avoine et des fruits frais. C'est un premier apport en protéines très appréciable pour votre organisme. Cela étant, il n'est pas judicieux d'absorber une fois pour toutes ses protéines au petit-déjeuner et de ne plus y penser le restant de la journée. Si une trop grande quantité de protéines est fournie en une seule fois, elle est évacuée par les reins. Les besoins doivent être couverts tout au long de la journée à raison de 20 à 30 g par repas, et vous verrez qu'il est relativement difficile de les satisfaire – surtout si vous êtes végétarien et que vous évitez les protéines animales. Mais avec un peu d'organisation, vous devriez parvenir à intégrer suffisamment de protéines à valeur biologique élevée dans vos menus. Inspirez-vous des nombreuses recettes présentées des pages 96 à 120.

POUR BIEN DÉBUTER LA JOURNÉE

L'idéal pour bien commencer la journée : un laitage avec du müesli et des fruits. Si vous ne supportez pas le lait, choisissez un autre pourvoyeur de protéines (voir page 44).

CONSEIL : DES CONCENTRÉS PROTÉIQUES, UNE SOLUTION PRATIQUE

Si vous avez une forte surcharge pondérale, si vous vous déplacez beaucoup et si vous n'avez pas le temps de vous préparer quelque chose ou encore si vous ne supportez pas les laitages, vous pouvez acheter un concentré de protéines en pharmacie : au lieu d'un kebab-frites, il vaut bien mieux se préparer une boisson protéinée et l'agrémenter de fruits frais. On reconnaît un bon concentré protéiné par le fait qu'il contient des protéines animales (blanc d'œuf ou petit-lait le plus souvent) et des protéines végétales (pois ou soja, en règle générale). Cette combinaison permet d'atteindre une valeur biologique d'excellente qualité : à savoir supérieure à 100. Les végétariens pourront trouver un concentré réalisé exclusivement à base de végétaux.

Sans protéines, pas d'hormones

L'hormone amincissante, le glucagon, n'est pas la seule à piloter le métabolisme lipidique. Voici les principales.

L'hormone de croissance aide à mincir pendant notre sommeil

Le brûleur de graisses le plus actif de l'organisme est l'hormone de croissance qui n'est produite et n'exerce son action que la nuit. Il suffit de deux acides aminés, l'arginine et la lysine pour que la masse musculaire augmente, les graisses fondent et les tissus de la peau se raffermissent. L'arginine et la lysine sont fournies par les flocons d'avoine, les laitages, les œufs, la volaille et les produits de la mer.

> Juste avant d'aller vous coucher, buvez un verre de lait écrémé ou mangez un morceau de blanc de dinde, arrosé de citron, ou un yaourt accompagné de flocons d'avoine. Vous trouverez d'autres collations aux pages 96 et suivantes.

La carnitine évacue les graisses

La carnitine pilote le métabolisme tout en vous aidant à mincir ; elle transporte les graisses du sang vers les cellules où elles sont brûlées. Un apport insuffisant en protéines entraîne rapidement une carence en carnitine. Les personnes enveloppées n'ont souvent pas assez de ce brûleur de graisses dans le sang. L'organisme en produit seulement en petites quantités, et uniquement s'il dispose d'assez de vitamines C et B6, ainsi que de fer.

> La carnitine est dans les viandes maigres, la volaille et les laitages.

Méthionine : l'acide aminé de la minceur

Vous vous sentez souvent fatigué et abattu ? Peut-être avez-vous un taux de méthionine trop faible dans le sang. Cet acide aminé joue un rôle déterminant dans la constitution des protéines, et une carence affaiblit le système immunitaire, augmente le risque de cancer et fait grossir. Élément constitutif des protéines musculaires et composant de la carnitine, il contribue à l'évacuation des graisses avant leur élimination et s'avère indispensable à l'élaboration de la noradrénaline, hormone qui brûle les cellules graisseuses.

PROTÉINES CONCENTRÉES

Vivacité et forme : prenez de la méthionine, vous déborderez d'énergie et d'entrain.

> On trouve la méthionine dans le foie, le jaune d'œuf, la viande, le poisson, la volaille, le fromage, le yaourt, les lentilles et les dérivés du soja.

La taurine fait s'envoler les bourrelets disgracieux

La taurine est employée comme excitant dans les boissons énergétiques ; elle a ceci de positif qu'elle aide l'hypophyse à émettre ses hormones brûleuses de graisses, notamment l'hormone de croissance ; elle est excrétée par les voies biliaires, lors du catabolisme du cholestérol, qui joue un rôle très important dans la digestion des graisses. L'organisme peut synthétiser la taurine s'il dispose de suffisamment d'acide aminé méthionine.

> On trouve la taurine dans les crevettes, les coquillages, la viande et le foie.

La noradrénaline brûle les graisses

C'est lorsqu'on est soumis à un fort stress positif que l'on accomplit des performances élevées et que l'on brûle le plus de graisses. Les glandes surrénales envoient dans le sang de la noradrénaline – la bonne hormone du stress – qui atteint les cellules graisseuses, et puise dans les graisses pour produire de l'énergie, dont le corps et l'esprit ont un besoin urgent dans ces moments précis. Si vous êtes au contraire soumis durablement à un stress négatif, autrement dit sous pression, votre équilibre hormonal réclame du sucré. Vous relâchez le stress (un court instant) avec du chocolat. Ensuite, les hormones du stress vous font grossir.

POUR ÉCHAPPER AU PIÈGE DU STRESS
Pour éviter de grossir sous l'effet du stress négatif, prévoyez des activités pour vous détendre au quotidien. Marche, méditation et yoga fonctionnent à merveille.

Brûleurs de graisses par excellence : les vitamines

Une carence en vitamines fait grossir. Vous vous demandez peut-être comment c'est possible, et pourquoi l'absence d'une substance peut se répercuter sur les graisses ? Parce que l'organisme est intelligent : lorsqu'une substance lui manque, on a toujours faim, donc on mange ; si l'on absorbe la substance requise, il se calme, mais dans le cas contraire, on continue d'avoir faim. C'est aussi simple !

Répartition des tâches dans le métabolisme lipidique

Le métabolisme lipidique, c'est le transport des molécules de graisses des réserves énergétiques vers les mitochondries, chaudières brûlant les graisses dans les cellules musculaires. Ces opérations nécessitent des nutriments essentiels (vitamines, sels minéraux et oligo-éléments) qui veillent à ce que les graisses des aliments soient brûlées dans les chaudières des cellules pour produire de l'énergie. Si nous n'absorbons pas de brûleurs de graisses dans notre alimentation, ces dernières s'installent aux endroits indésirables : hanches, fesses et ventre. On ne grossit donc pas uniquement parce qu'on a faim, mais aussi parce que les bourrelets ne sont pas du tout attaqués si on n'absorbe pas les vitamines requises.

Vitamine C : la vitamine minceur la plus active

La vitamine C renforce le système immunitaire et nous protège des radicaux libres, molécules d'oxygène destructrices produites par l'organisme. D'autres radicaux libres proviennent des substances toxiques présentes dans l'environnement et les UV. En attaquant l'organisme, ils contribuent au vieillissement général des organes, des nerfs et de la peau. La deuxième mission importante de la vitamine C dans l'organisme est de surveiller la production d'hormones.

La vitamine C est indispensable

Pour éliminer les graisses, l'organisme avale littéralement la vitamine C ; si l'on n'en a pas assez, il est impossible de mincir. Ainsi, le corps ne peut pas produire de noradrénaline, hormone qui, nous l'avons vu, extirpe la graisse des cellules pour produire très rapidement de l'énergie. La vitamine C participe aussi à l'élaboration de la carnitine, substance qui transporte les molécules de graisse du sang vers les chaudières des cellules.

La vitamine C nous aide à mincir également d'une autre manière : d'une part, elle renforce et réticule le tissu conjonctif, et d'autre part, elle rend la peau lisse. Les personnes qui ont une surcharge pondérale ont souvent trop peu de vitamine C, et comme celle-ci doit protéger chaque cellule, une personne ayant beaucoup de cellules à protéger doit en absorber plus.

LA VITAMINE DU BONHEUR

La vitamine C stimule la production de vitamines du bonheur. Aussi, n'hésitez pas à en consommer le plus possible.

Combien faut-il de vitamine C pour faire fondre la graisse ?

Les doses recommandées par les diététiciens vont de 500 mg à 3 g par jour. Linus Pauling, prix Nobel et père de la vitamine C, en prenait 10 g par jour. Si vous voulez mincir, 1 g ne vous fera pas de mal. À part manger beaucoup de fruits et légumes, il est très efficace d'absorber de l'acide ascorbique en poudre, vendu en pharmacie. Mais attention, il faut toutefois éviter d'en prendre trop d'un coup, car la vitamine C serait rapidement évacuée par les reins. L'important est d'en absorber régulièrement pendant la journée.

> Mangez tous les jours des fruits et des légumes frais, si possible crus. Bons pourvoyeurs de vitamine C : kiwis, oranges, citrons, fraises, pamplemousses, choux, petits pois, asperges et pommes.
> Ajoutez du citron pressé à l'eau minérale, et beaucoup de pulpe, car les flavonoïdes qu'elle contient multiplient par vingt l'action de la vitamine C ! Buvez-en un verre toutes les heures.

LA VITAMINE C, SOURCE D'ÉNERGIE

Lorsqu'on résout un problème, qu'on court gaiement dans les prés ou qu'on a envie d'agir, la vitamine C nous stimule.

Le calcium renforce les os et élimine les graisses

Le calcium renforce les os ; ainsi, en mangeant chaque jour du yaourt, du fromage frais et d'autres fromages, vous éviterez l'ostéoporose. Le calcium est, par ailleurs, un puissant brûleur de graisses : il stimule l'activité des enzymes de la digestion et purifie le corps. Sans calcium, le meilleur des régimes ne sert à rien, vous aurez même plutôt tendance à grossir.

> On trouve le calcium dans le lait et les laitages (en cas d'intolérance, achetez du calcium en pharmacie), les légumes verts (bettes, brocolis et choux) et les légumineuses.

Le magnésium vous débarrasse de la graisse

Parmi les sels minéraux, le magnésium est l'amincissant le plus efficace : il contribue aux performances physiques et intellectuelles, mais aussi au bon fonctionnement des nerfs et des muscles. Lorsqu'on vient à en manquer, on est nerveux, incapable de se concentrer, perclus de crampes musculaires et fatigué de manière chronique. Le magnésium organise l'alimentation des cellules en oxygène, et partant, l'élimination des graisses.

Comme nous l'avons vu précédemment, sans oxygène, celle-ci est impossible ; en outre, nombre d'individus manquent de magnésium, car l'utilisation excessive d'engrais provoque sa raréfaction dans les sols. Le magnésium est présent dans l'enveloppe du blé, c'est pourquoi le blé complet apporte vitalité et minceur, et la farine blanche, fatigue et kilos en trop. La ration quotidienne requise est de 300 à 400 mg.

> Brûleurs de graisse contenant du magnésium : blé complet, légumes verts, pousses de soja, légumineuses… et chocolat noir.

> Si vous optez pour du magnésium en pharmacie, le mieux est de prendre du citrate de magnésium. Le carbonate de magnésium est moins cher, mais l'organisme l'accepte deux fois moins bien.

Conseil minceur de la mer : les sushis

Les algues contiennent mille fois plus d'iode que tout autre aliment, et l'iode est le carburant de la glande thyroïde, qui est l'acteur essentiel du métabolisme : elle en a besoin pour l'élaboration des hormones, qui nous remplissent d'énergie et brûlent les graisses. Que l'iode vienne à manquer, et toutes les fonctions physiologiques sont ralenties, ainsi que le métabolisme.

L'organisme a besoin, tous les jours, de 200 µg d'iode, aussi le mieux est-il de manger beaucoup de poisson, de crustacés et de produits minceur miracle : les sushis entourés d'une feuille d'algue. Salez avec du sel gemme ou du sel marin ou demandez à votre médecin de vous conseiller une préparation iodée.

Action du chrome dans le métabolisme lipidique

Aux États-Unis, 50 % de la population souffre d'une carence en chrome, c'est-à-dire les 50 % d'obèses. Cet oligo-élément indispensable participe au métabolisme glucidique lors de la transformation des protéines et des graisses. Les diététiciens sont partagés quant à l'absorption de préparations au chrome, son excès s'avérant plus néfaste que bénéfique.

> Couvrez l'apport en chrome par des sources naturelles : céréales complètes, germes de céréales, brocolis, noix et fromages. Parlez-en avec votre médecin et demandez-lui si votre taux de chrome exige ou non la prise de préparations spéciales.

LE MAGNÉSIUM DÉSACIDIFIE L'ORGANISME

Sous forme de sels biochimiques, le magnésium est l'un des minéraux qui régule l'équilibre acido-basique et favorise l'amincissement.

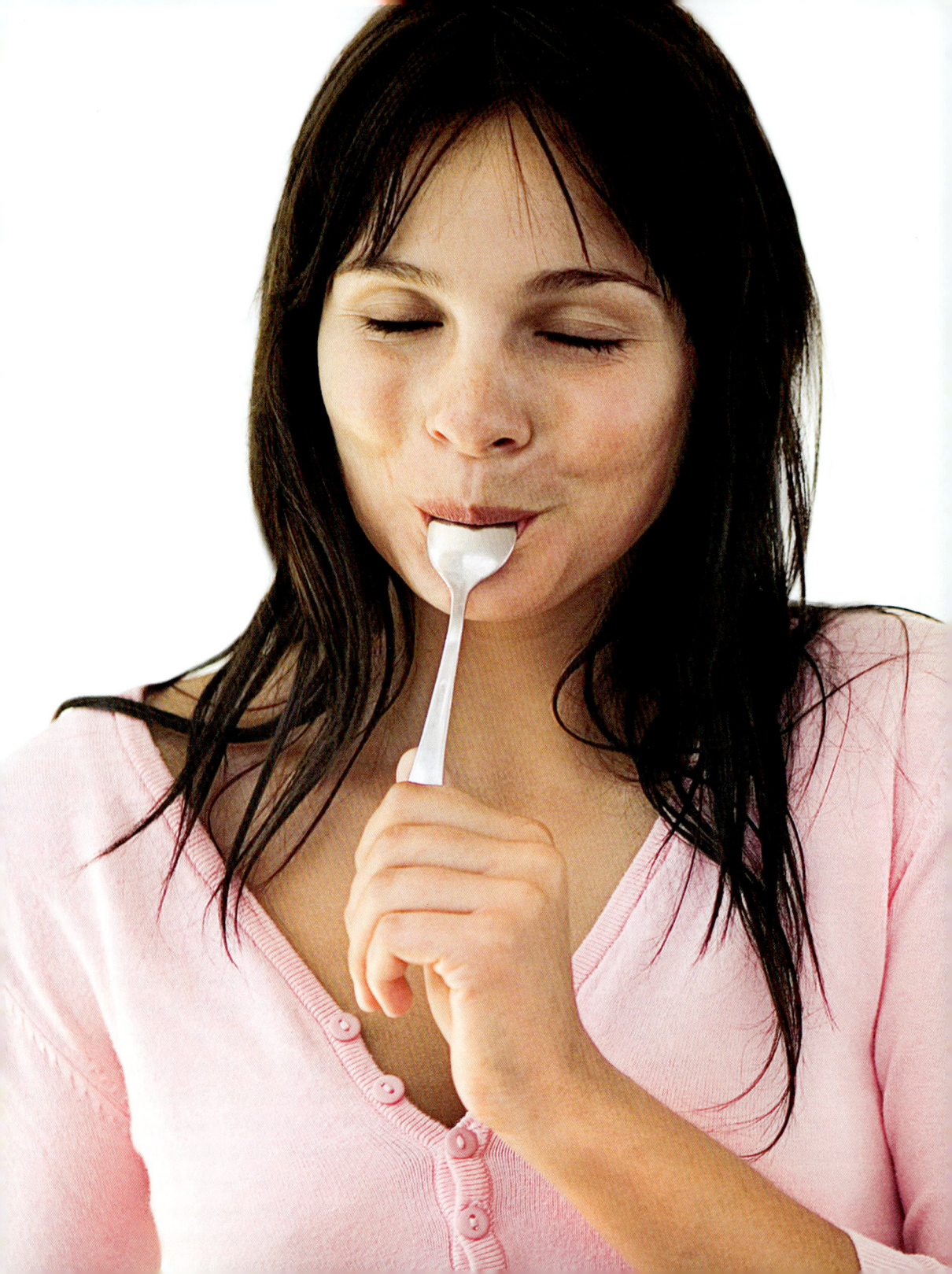

POUR MINCIR EN GOURMET OU LA FORME PAR L'EXERCICE

Le présent chapitre est consacré à la pratique et donne tous les « brûleurs de graisses de A à Z » – autrement dit, tous les aliments qui vous feront mincir. Vous trouverez également le programme de remise en forme qui vous convient le mieux suivant le temps dont vous disposez.

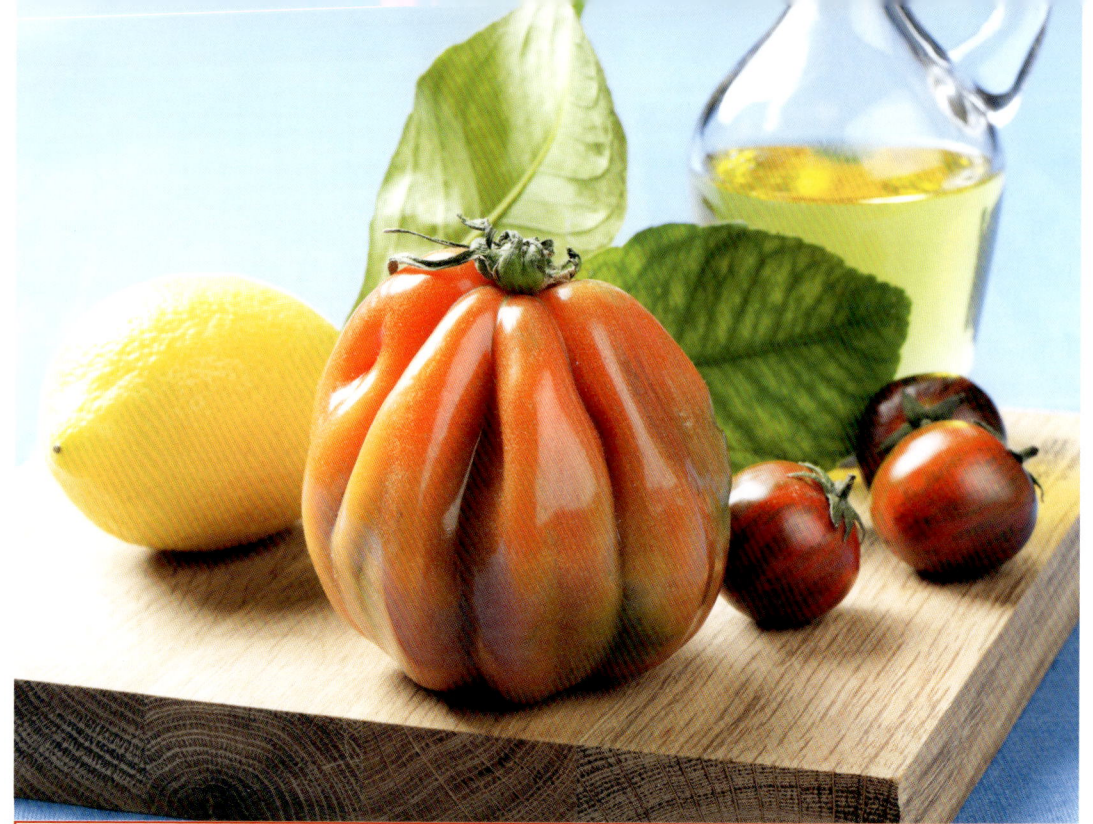

Brûleurs de graisses de A à Z

Manger sainement est un véritable délice : la nature nous offre en effet d'innombrables saveurs pour ravir notre palais – et faire grimacer nos cellules graisseuses. Prêts pour un petit survol de A à Z ? Vous apprendrez quels sont les fruits et les légumes qui aideront à faire fondre les kilos, comment choisir judicieusement les garnitures et quelles sont les boissons qui n'attirent pas l'insuline, l'hormone responsable de la prise de poids. Le programme d'exercices de trampoline proposé est destiné à renforcer l'action des brûleurs de graisse.

Vive les fruits !

Mangez autant de fruits que vous voulez. Ce ne sera jamais assez car ils apportent une foule de nutriments essentiels et de fibres alimentaires, et ne sont pratiquement pas caloriques. Attention toutefois à ne pas abuser des fruits très sucrés. Merci à Dame Nature… !

Abricot : le fruit de jouvence

Les populations himalayennes vivent en moyenne 10 ans de plus que les Européens, grâce, entre autres, à une forte consommation d'abricots, fruits riches en caroténoïdes, pigments végétaux annulant les effets nocifs des radicaux libres et protègeant le système circulatoire et cardiaque ainsi que le cerveau. L'abricot fait fondre les graisses grâce à l'acide pantothénique (vitamine de la beauté et source de vitalité, favorisant l'élimination des graisses), et grâce à sa forte teneur en fer, qui achemine l'oxygène dans les cellules et permet ainsi l'élimination graisseuse. L'acide silicique renforce le tissu conjonctif et raffermit l'épiderme, et le potassium est diurétique.

Agrumes : l'acidité fait mincir

Parmi les fruits, les agrumes sont les meilleurs amincissants. Pourquoi ? Parce qu'ils fournissent non seulement la vitamine C attrape-graisses, mais aussi quantité de flavonoïdes (substances qui ont pour vertu de multiplier l'effet de cette même vitamine).

Avocat : le gros amincisseur

Difficile à croire, mais le fruit le plus riche en matières grasses aide à mincir, car il contient de précieux acides gras insaturés, qui, aussi essentiels à la vie que les vitamines, renforcent les nerfs et lubrifient la peau ainsi que les membranes cellulaires.

L'avocat fournit donc des corps gras essentiels, et de précieuses protéines, mais sa véritable substance miracle s'appelle « mannuheptulose » ; c'est un hydrate de carbone particulier pouvant abaisser le taux de glycémie : la production d'insuline est freinée et les bourrelets s'effacent. Le cerveau reçoit assez de glucose : on se sent plein d'énergie, concentré, réceptif. La vitamine E protège des affections cardiovasculaires et la vitamine B1 renforce les nerfs.

SUPER BRÛLEURS DE GRAISSES

L'association détonante entre vitamine C et flavonoïdes des agrumes ne fait pas que renforcer le système immunitaire : elle facilite également l'assimilation des protéines (formation des muscles), du fer (transport de l'oxygène) et du calcium (renforcement des os) issus des aliments.

Baies : pilules amincissantes naturelles

Elles fournissent beaucoup de nutriments essentiels et sont peu caloriques. Elles contiennent toutes beaucoup de vitamines qui favorisent l'élimination des graisses et stimulent le système immunitaire.

Leurs flavonoïdes (pigments) multiplient par 20 l'effet de la vitamine C ! Les substances végétales purifient l'organisme, le débarrassent de son eau superflue et raffermissent le tissu conjonctif, réduisant ainsi la cellulite.

> Règle d'or : plus la couleur est vive, plus le fruit contient de pigments, meilleur il est pour la santé.

> Les fraises ont un réel pouvoir amincissant car elles apportent du manganèse, oligo-élément nécessaire à la glande thyroïde pour produire les hormones amincissantes. Elles exercent une action diurétique avec leur potassium et leurs tanins (catéchine) tuent les bactéries et préviennent les inflammations. De plus, elles sont un véritable élixir de beauté et un aphrodisiaque efficace.

> Les groseilles sont des stars parmi les pourvoyeurs de vitamine C. En une heure et demie, elles activent le métabolisme cellulaire de manière visible. Leur potassium est diurétique, leur acide pantothénique protège la peau et les cheveux, et leur magnésium, tout comme le manganèse, stimule l'élimination des graisses.

Cerises : bénéfiques à double titre

Elles neutralisent les graisses dans l'intestin, les empêchant ainsi de parvenir dans le sang. En outre, leurs sels minéraux (potassium, fer et calcium), leurs vitamines (C et acide folique) et leurs pigments (anthocyanines) éliminent les impuretés et les toxines, accélèrent la formation du sang et du tissu conjonctif, freinent les inflammations et renforcent le système immunitaire et les os.

Figues : pour les amateurs de sucre

Elles n'offrent pas qu'un riche assortiment de sels minéraux et de vitamines, mais fournissent aussi au cerveau des glucides pour plusieurs heures et rassasient aussi longtemps grâce à ses fibres alimentaires ; enfin, elles tonifient l'intestin grâce à leur enzyme, la ficine.

Les fruits exotiques, solution aux carences en vitamines

En hiver, il est difficile de se passer de fruits exotiques alors que les fruits traditionnels sont restreints. Tous contiennent une foule de vitamines et de sels minéraux, et comme leurs nutriments essentiels sont enfermés dans une enveloppe épaisse, ils supportent de plus longues distances de transport. Les fruits exotiques apportent, par ailleurs, les enzymes nécessaires pour activer l'élimination des graisses.

> Ananas : doux et acide à la fois, son stipe (partie dure médiane) contient une enzyme appelée « broméline », qui n'active pas la fonte des graisses dans les cellules, comme on le dit souvent, mais qui dissocie toutefois les grosses molécules de protéines, de manière à ce qu'elles soient plus aisément assimilables par la cellule. Les protéines étant connues pour leur pouvoir amincissant, il faut manger le stipe. L'ananas contient aussi du magnésium, du potassium, du fer, de l'iode et du zinc, substances minérales qui activent le métabolisme lipidique. Malheureusement, son indice glycémique est élevé, il faut donc éviter de le manger avec de la crème.

> Mangue : aucun autre fruit ne contient autant de bêta-carotène, provitamine qui protège les cellules. Elle protège les cellules de l'organisme grâce à ses trois vitamines antioxydantes : A, E et C. Son acide pantothénique aide à faire fondre la graisse et ses vitamines B exercent une action antistress ; la vitamine B6 en particulier participe à la transformation des protéines, favorisant ainsi le renforcement musculaire. Le potassium est diurétique et le manganèse aide à mincir. Enfin, sa pulpe facilite la digestion.

> Papaye : ce fruit exotique fournit, lui aussi, naturellement beaucoup de vitamines et de sels minéraux, mais, plus important encore, des enzymes à profusion qui jouent un rôle essentiel pour l'élimination des graisses dans le métabolisme. Elles scindent les protéines pour qu'elles parviennent bien à l'endroit où elles exercent leur action, à savoir les cellules, et pour qu'elles puissent activer le catabolisme lipidique. Si vous digérez mal les protéines, une cure de papaye vous aidera.

BRÛLEURS DE GRAISSES EXOTIQUES
Les fruits exotiques sont riches en enzymes, qui favorisent l'élimination des graisses et des lipides.

Kiwi, le fruit de la forme

Gorgé de vitamine C, ce fruit vert, originaire d'Asie, mais acclimaté en France, est idéal pour la forme. Associée au magnésium, sa vitamine C accélère le métabolisme et stimule la production d'hormones amincissantes ; son calcium renforce les os et les nerfs, son potassium exerce un effet diurétique et fortifie le cœur, et son fer favorise le transport d'oxygène vers les cellules. Son enzyme protéolytique métabolise le cholestérol et fluidifie le sang.

Poires : la vivacité du bore

Les poires permettent de rester mince car leurs substances actives favorisent la digestion et libèrent le corps de son eau superflue ; elles nettoient l'intestin et débarrassent l'organisme du plomb, du mercure et du cadmium. Elles fournissent du bore, élément qui aide à mincir en relevant le taux de la testostérone – hormone virilisante – dans le sang, aussi bien chez l'homme que chez la femme. On trouve du bore dans les dattes, les raisins, les raisins secs et les pêches.

Pommes : une mine de santé

« Une pomme tous les matins éloigne le médecin »… et les kilos, pourrait ainsi se terminer ce vieux dicton. Fruit par excellence, la pomme maintient constant le taux de glycémie, et limite la production d'insuline, l'hormone de la prise de poids ; elle apporte au cerveau l'énergie nécessaire (glucose), et rassasie pour longtemps. Sa forte teneur en pectine (fibres alimentaires solubles) favorise le métabolisme lipidique. Deux pommes par jour abaissent le taux de cholestérol et renforcent le système immunitaire. Comme d'autres brûleurs de graisses, elle contient de la vitamine C, du potassium et du magnésium.

Prunes : amincissantes

Leurs fibres emprisonnent les graisses superflues dans l'intestin, ce qui les empêche de s'installer sur les hanches ou le ventre. Elles ont un effet diurétique, et leurs nombreuses vitamines B ont une action bénéfique sur le système nerveux, préviennent le stress, et mettent de bonne humeur.

CONSEILS MINCEUR DU VERGER

> Pommes : mangez-en au moins deux par jour.
> Abricots : durant la saison, de mai à août, un ingrédient intéressant dans la salade de fruits.
> Avocats : avec des herbes et du jus de citron – tel quel ou tartiné sur du pain complet.

Légumes : sources de santé

Dans les pays du nord de l'Europe, on consomme 80 kg de légumes par an, soit moins de la moitié de ce que mangent les habitants du pourtour méditerranéen qui ont un taux de cancer et d'infarctus beaucoup moins élevé. Les légumes contiennent pourtant tout ce dont nous avons besoin.

> Les fibres alimentaires (ou substances de lest) enlèvent la sensation de faim.

> Les huiles essentielles stimulent la digestion et le métabolisme, purifient l'organisme et renforcent le système immunitaire.

> La chlorophylle participe à la réparation des cellules du corps, purifie l'organisme, fait baisser la tension artérielle, contribue à la formation du sang, tonifie le système immunitaire et prévient le cancer.

> Les plantes produisent des substances protectrices et curatives pour se protéger des nuisibles, notamment les flavonoïdes, les caroténoïdes, les phytostérols et les saponines, et nous profitons de cette « médecine naturelle ». On a identifié 60 000 substances végétales actives qui, selon le cas, éliminent les bactéries, protègent du cancer et des radicaux libres, préviennent les inflammations ou encore renforcent le système immunitaire.

> Les légumes offrent toutes les vitamines et les sels minéraux dont l'organisme a besoin, lesquels servent, bien entendu, aussi à l'élimination des graisses !

CONSEIL MINCEUR

1 KILO DE LÉGUMES PAR JOUR

On devrait consommer tous les jours un kilo de ces « remèdes universels » ! C'est très facile : une belle salade, un grand verre de jus de légumes et une portion de légumes cuits – et de temps en temps, quelques légumes crus à grignoter. Nous ne pouvons ici les énumérer tous, mais vous pouvez être sûr d'une chose, ils sont tous bons pour la santé !

Algues : produit minceur miracle de la mer

Les algues renferment nombre de vertus : elles aident à combattre surcharge pondérale et stress, et préviennent l'infarctus et le cancer ; elles contiennent plus de nutriments essentiels que tous les autres végétaux car elles renferment pratiquement toutes les vitamines, mais aussi 41 sels minéraux et oligo-éléments – le plus important étant l'iode.

GARANTIE VITAMINES
Choisissez des légumes de saison et cultivés dans votre région. Achetez des légumes frais, préparez-les sans attendre, évitez de les couper en trop petits morceaux, de les laisser trop longtemps dans l'eau et veillez à les cuire de manière à préserver les vitamines.

Artichauts : de précieux alliés pour la digestion

La cynarine, substance active extraite de l'artichaut, aide à purifier l'organisme : par son action diurétique et stimulante sur la digestion, elle accélère le métabolisme lipidique. Elle conserve, par ailleurs, la jeunesse des vaisseaux, fait baisser le taux de cholestérol dans le sang, et enfin, elle prévient l'artériosclérose.

Asperge : tige minceur n° 3

Cette tige délicieuse ne contient par bonheur que 15 kcal pour 100 g. Son asparagine aide les reins dans leur fonction de sécrétion urinaire. Au chapitre minceur : maintes fibres alimentaires, vitamine C, fer, calcium et iode. Saison : d'avril à juin.

Brocoli : un aide efficace

Le brocoli est l'un des légumes les plus efficaces contre le cancer. Il regorge d'antioxydants, substances capturant les radicaux libres nuisibles pour les cellules, et renferme de l'indole et des glucosinolates, substances qui fortifient le système immunitaire (des études ont montré qu'elles pouvaient même réparer les dommages causés aux cellules). La vitamine B lui donne le pouvoir de renforcer les nerfs. La quantité élevée de vitamine C et de calcium qu'il contient en font, par ailleurs, un véritable brûleur de graisses.

❭ Essayez aussi le chou-fleur et les choux de Bruxelles.

Carottes : ou comment grignoter avec élégance

Les carottes cuites ont un GLYX assez élevé. Crues, elles font partie de l'arsenal minceur, avec leur forte teneur en pectines pour l'entretien de l'intestin, et en vitamine A pour la protection de la peau. Mangez-les toujours avec un peu d'huile d'olive pour que la vitamine A parvienne aux cellules de l'organisme.

❭ Devant la télé, préférez les carottes aux chips.

Céleri : tige minceur n° 2

Qu'il s'agisse du céleri branche ou du céleri rave, les substances actives de ce légume (substances amères, hormones végétales, huiles essentielles) facilitent la digestion, ainsi que le métabolisme,

et aident à évacuer de l'organisme l'eau superflue. Les naturopathes le prescrivent en cas d'obésité, de troubles digestifs ou de diabète.
> Saucez du céleri dans du fromage frais en hors-d'œuvre.

Chou : source de vitalité

Toutes les variétés de choux contiennent un peu de protéines, un peu de glucides et guère de calories. Par ailleurs, ils protègent la peau grâce à leur vitamine A, renforcent les nerfs par leur vitamine B et réduisent les bourrelets disgracieux par leur très forte teneur en vitamine C. Magnésium, calcium, fer, iode et zinc participent également à la tâche. La forte concentration de potassium contribue à éliminer les toxines. L'isothiocyanate d'allyle (ou essence de moutarde) et les pigments ont une action antibiotique, préviennent le cancer et font baisser le taux de cholestérol.
> Variez les plaisirs entre chou blanc (choucroute), chou rouge, chou frisé, chou chinois, chou vert et chou-rave.

Endive : le top minceur

L'endive est amère au palais, douce pour la santé et impitoyable à l'encontre des cellules graisseuses. L'intybine, substance amère produite par ce légume, stimule la digestion et le métabolisme. Vitamine C, calcium, magnésium, fer et potassium contribuent par ailleurs à faire disparaître les cellules graisseuses.
> Parmi les autres brûleurs de graisses pauvres en calories, nous vous conseillons la mâche, la laitue, la salade Trévise et le pissenlit.

Légumineuses : oui sans hésitation

Les légumineuses, qui renferment une grande quantité de fibres alimentaires et de protéines végétales, figurent en tête de liste des brûleurs de graisses. Leur forte teneur en sels minéraux et en vitamines leur confère un véritable pouvoir amincissant. Les haricots verts, par exemple, contiennent de la gluco-quinine, substance qui agit comme l'insuline, abaissant le taux de glycémie et contribuant ainsi à l'élimination des graisses.
> Remplacez de temps à autre le tofu par de l'émincé de lupin, une légumineuse riche en protéines qui remplace la viande.

COMBINAISONS ASTUCIEUSES

Le mieux est de combiner des légumes poussant dans le sol (carottes, par exemple) avec des légumes poussant sur le sol (salades non pommées, par exemple) et des légumes poussant au-dessus du sol (tomates, par exemple).

HERBES : LE MIRACLE

Les herbes transfigurent les plats ; elles sont bonnes pour la santé, apaisantes et relaxantes ou stimulantes, aident à rester mince, et leurs constituants activent le métabolisme et facilitent la digestion. Cultivez des herbes sur le rebord d'une fenêtre, pour les ajouter fraîchement cueillies à vos plats ; vous éviterez ainsi l'évaporation des huiles essentielles et de la vitamine C à la cuisson.

Le basilic est apaisant et renforce l'estomac ; la sarriette protège contre les bactéries et nettoie la peau ; la bourrache apporte joie et beauté ; le cresson facilite la digestion et renforce le système immunitaire ; l'aneth purifie l'organisme et aide à l'endormissement ; l'estragon est un diurétique et un antidépresseur ; le cerfeuil aide à combattre l'atonie printanière ; la marjolaine et l'origan renforcent les nerfs ; le persil active le métabolisme ; la sauge facilite la digestion ; la ciboulette est diurétique et purifie l'organisme ; quant au thym, il renforce l'intestin et soulage les crampes.

Oignon : des larmes de joie

Pas un jour de régime sans oignon ! Légume par excellence, il abaisse le taux de glycémie et stimule l'élimination des graisses. En outre, il protège le cœur, facilite la digestion, guérit l'intestin, libère l'organisme de ses toxines, combat les inflammations, exerce un effet apaisant et permet de garder les idées claires.

Ses capacités purificatrices s'appuient sur le potassium, le calcium, le fer, l'iode, le sélénium et les huiles essentielles, très curatives.

› Émincez un gros oignon dans votre salade quotidienne.

La chaleur du piment met le feu aux cellules graisseuses

Le goût très fort du piment sur la bouche envoie au cerveau le message : « Aïe, ça fait mal ! » Le cerveau sécrète alors de l'endorphine, hormone qui apaise la douleur et rend de bonne humeur. À son tour, cette bonne humeur rend alerte et… mince. La chaleur du piquant attaque les cellules graisseuses. Les saveurs piquantes aident aussi ponctuellement les asthmatiques à mieux respirer, sans effets secondaires, ce qui est un grand avantage.

› Épicez plus souvent soupes et sauces avec de petits piments et fabriquez votre propre huile aux piments.

Poireau : tige minceur n° 1

Le poireau regorge de vitamine C, de fer, de magnésium et de calcium – autrement dit, de brûleurs de graisses. Son essence de moutarde facilite la digestion et la sécrétion urinaire.

> Cru dans la salade, il apporte beaucoup de vitamine C.

Radis noir et radis rose

Ces tubercules piquants sont de véritables brûleurs de graisses ; en effet, ils regorgent de calcium, de vitamine C, de potassium, de magnésium, de fer et d'enzymes. Leurs huiles essentielles renforcent les muqueuses, activent la digestion et évacuent l'eau de l'organisme.

> Agrémentez copieusement vos salades « brûleuses de graisses » de radis noirs ou roses émincés.

Tomate : le fruit des optimistes

Les « pommes d'amour » ont récemment eu les honneurs de la presse : comme moyen de prévention du cancer, pour leur lycopène, comme remède pour le cœur ou les reins, ou encore comme moyen de lutte contre la goutte et les rhumatismes. La tomate est, par ailleurs, un véritable brûleur de graisses : elle est peu calorique et diurétique grâce à son potassium. Elle est aussi riche en magnésium, en calcium, en fer et en zinc, et ses composés secondaires activent la digestion et nettoient l'intestin. Enfin, n'oubliez pas que les tomates mettent de bonne humeur.

> Si vous voulez être bien réveillé le matin, armé contre le stress et plein d'optimisme pour la journée, dégustez des rondelles de tomates sur une tartine.

VARIEZ LES COULEURS !
Les substances contenues dans les légumes rouges diffèrent de celles des légumes verts ou jaunes. Plus la couleur est intense, plus le légume contient de substances actives.

CONSEIL MINCEUR   VOUS AIMEZ LES PIMENTS BIEN FORTS ?

Si c'est le cas, les petits piments rouges vous aideront à garder la ligne. En effet, ils contiennent de la capsaïcine, une substance qui active le métabolisme, augmente la température du corps et la production d'énergie. Enfin, elle stimule le métabolisme basal (jusqu'à 25 %) et coupe la faim.

Le piquant rend par ailleurs joyeux : lorsque la capsaïcine excite le palais, le corps libère des endorphines qui donnent meilleure humeur.

Hit minceur : poissons et fruits de mer

Les huiles de poisson nettoient les vaisseaux sanguins, préviennent la formation de caillots et les infarctus, renforcent les nerfs et nourrissent la peau. En mangeant beaucoup de poisson, vous gorgez vos cellules d'acides gras oméga 3, qui vous protègent de nombreuses maladies chroniques. Vous faites par exemple échec aux prostaglandines, substances qui déclenchent les douleurs, provoquent des inflammations et coagulent les plaquettes sanguines.

Pourquoi le poisson est-il un brûleur de graisses ?

Avec ses protéines, il active le catabolisme lipidique ; par ailleurs, il dispose d'énormes quantités de tyrosine, l'acide aminé à partir duquel l'organisme élabore les hormones de la minceur, la dopamine et la noradrénaline.

Presque aucun autre aliment (à l'exception des algues) ne fournit autant d'iode (catalyseur du métabolisme) pour la thyroïde.

Quels poissons et en quelles quantités ?

Vous pouvez manger du poisson deux à cinq fois par semaine. Peu importe le poisson choisi, tous sont bons pour la santé : le saumon fournit de grandes quantités d'acides aminés oméga 3 ; le maquereau regorge de tyrosine ; les sardines sont des mines de protéines ; le cabillaud est pratiquement dépourvu de graisse et une portion couvre les besoins quotidiens en iode. Tous les poissons frais sont bons pour la santé à condition qu'ils ne soient pas frits ou panés ! Le mieux est de les faire griller ou cuire à l'étuvée, avec une sauce nature composée de jus de citron et d'huile d'olive.

POISSONS : POUR UN CŒUR EN BONNE SANTÉ

Les Inuits sont les mieux lotis au monde sur le plan de la santé cardiaque. Faites comme eux et mangez des poissons de haute mer riches en acides aminés oméga 3 : saumon, hareng, maquereau, loup de mer, cabillaud, truite de mer et thon.

Crustacés et coquillages sont de grands brûleurs de graisses

Crabes, langoustines, homards, crevettes, moules et huîtres contiennent des protéines, et peu de graisses ; ils pourvoient à la ration quotidienne de zinc, remède miracle et messager de la bonne humeur.

Viande : plutôt blanche que rouge

La viande est un précieux pourvoyeur de protéines et de fer ; elle figure à ce titre parmi les brûleurs de graisses. Cependant, la viande de bœuf, de mouton et de porc contient beaucoup de mauvaises graisses et de purines, c'est pourquoi mieux vaut en manger moins souvent – et toujours du filet maigre. Préférez-lui la viande blanche (veau ou volaille) et privilégiez toujours le poisson à la viande. Attention au restaurant : les viandes en daube ou panées sont préparées avec de la farine blanche, qui avec son indice glycémique élevé, emprisonne la graisse de la viande dans les cellules graisseuses.

> Pour chasser les bourrelets disgracieux, mangez la viande rôtie ou grillée, avec des légumes ou de la salade.

Charcuterie : en petites quantités

La charcuterie contient une foule d'acides gras saturés nocifs, et une profusion d'additifs artificiels pour lesquels vous n'avez pas été génétiquement programmé. Si toutefois vous souhaitez manger de la charcuterie, soyez ferme sur la qualité : jambon cru sans gras, rosbif maigre, filet de porc fumé et jambonneau de dinde.

Laitages

Les principaux fournisseurs de calcium devraient figurer chaque jour au menu minceur car, selon certaines études, sans calcium, la graisse ne disparaît pas. Pour les yaourts et autres laitages, choisissez-des produits maigres (3,5 % de MG) qui ont meilleur goût, sont plus digestibles et grèvent très peu le bilan lipidique (voir pages 38 et 39).

Prenez chaque jour un verre de petit-lait, de babeurre ou de kéfir – pourvoyeurs de protéines peu caloriques – et un yaourt, par exemple dans un müesli. Le yaourt contient des bactéries qui protègent la flore intestinale. On trouve également du fromage avec peu ou pas de matières grasses (*cottage cheese*, brousse et autres fromages de chèvre frais). Vous pouvez toutefois sans crainte déguster – en guise de plat principal ou de snack – un fromage à pâte cuite riche en matières grasses, si vous l'accompagnez de tomates et non de pain.

SUBSTITUTS DE LAITAGES

Si les laitages ne vous réussissent pas, essayez le lait ou le yaourt au soja. Le lait d'avoine peut également très bien faire l'affaire. Les produits au lait caillé bien fermentés ne contiennent guère de lactose. Et le yaourt est lui aussi mieux supporté grâce à ses bactéries.

Garnitures : une affaire de bon sens

La plupart des garnitures sont des glucides à indice glycémique élevé (riz instantané, pâtes, pommes de terre, quenelles et pain blanc) qui attirent l'insuline, hormone de la prise de poids, car elle dirige immédiatement les molécules de graisse des aliments vers les réservoirs de graisse de l'organisme, où elle les emprisonne. Vous pouvez remplacer ces garnitures par des pâtes au blé complet, du riz complet, du pain complet et – à la grande joie des amateurs de pâtes – de pâtes *al dente*. Au restaurant, accompagnez votre poisson ou votre viande de légumes ou d'une salade, dont l'indice glycémique est inférieur à 15, et que vous pouvez donc consommer sans modération.

Pain : toujours à base de céréales complètes

Même s'il vous en coûte, rayez de vos menus le pain blanc et les pains de farines mélangées. Ce sont en effet de réels pièges à graisses, avec leur indice glycémique élevé. Plusieurs pains à base de variétés de blé ancien sont recommandés, car ils ne relèvent pas autant le taux d'insuline : amidonnier, engrain (petit épeautre), blé de Khorasan (Kamut®), épeautre, galettes suédoises, pain de seigle (levain), pita. Vous pouvez opter pour des toasts à la farine complète (seigle), mais seulement en second choix. Si vous ne supportez pas le blé complet, mieux vaut opter pour le pain de seigle (levain). Dans le pain complet, les céréales fournissent des fibres à profusion, et de précieuses protéines. Pour maintenir votre poids, évitez de combiner pain et graisses : mieux vaut étaler sur votre tartine de confiture du fromage blanc maigre (sans sucre ajouté). Vous pouvez accompagner la salade ou les légumes du déjeuner d'un peu de pain complet.

Pommes de terre : sans graisse !

Les pommes de terre ayant un indice glycémique élevé, évitez de les consommer avec de la graisse. Pommes de terre sautées, frites et au beurre sont les proies préférées des cellules adipeuses.

› Ne prenez jamais jamais plus de deux petites pommes de terre (comme dans les bons restaurants) ; vous pouvez combiner ces tubercules, somme toute très sains, avec de la viande maigre, de la volaille, du poisson ou du fromage frais.

Boissons : du jus de pomme à l'eau citronnée

L'eau est notre élixir de jouvence. Elle est nécessaire au métabolisme et alimente chaque cellule. C'est l'évaporation de la sueur qui régule la température du corps et l'évacuation de liquides qui permet d'éliminer les toxines. L'eau est le nutriment essentiel entre tous : on peut rester sans manger des semaines mais seulement 4 à 5 jours sans boire. Même sans se dépenser physiquement, nous perdons 2 à 3 litres de liquide par jour et ces pertes doivent être compensées.

Eau minérale : coupe-faim sans calorie

Buvez 2 à 3 litres d'eau minérale par jour. Si tout le monde n'aime pas forcément l'eau minérale sans adjonction de gaz carbonique, c'est bien mieux pour mincir. Démarrez le matin par un verre à la température de la pièce, surtout si vous avez des problèmes de digestion. Cela déclenche le réflexe gastrocolique : 10 minutes plus tard, il faut « aller au petit coin ».

> Buvez toujours un grand verre d'eau minérale avant le repas. Cela vous remplira l'estomac et apaisera un temps le sentiment de faim.

> Buvez une eau minérale riche en magnésium, au moins 100 mg par litre. Comme on l'a vu, en effet, le magnésium est un précieux brûleur de graisses. L'iode, le sélénium et le zinc aident aussi à mincir.

> En buvant de l'eau, vous stimulez votre métabolisme. Des chercheurs de l'hôpital de la Charité (à Berlin) ont constaté qu'un verre d'eau froide correspondait à 20 « calories négatives ». Autrement dit, lorsque l'on boit un verre d'eau froide, l'organisme doit fournir de l'énergie supplémentaire. Sur une année, à raison de 2 litres d'eau par jour, cela permet de perdre quelques kilos de graisses.

> Ajoutez deux citrons pressés dans chaque bouteille d'eau minérale pour la vitamine C, brûleur de graisses d'exception.

Thés : autres brûleurs de graisses agréables

> Thé vert : depuis des millénaires, les Chinois boivent du thé vert. Cette boisson stimule, non seulement le métabolisme et la digestion, mais aussi l'esprit. Le thé vert accroît la créativité, renforce la concentration, éveille les sens et rend plus performant ;

POISONS POUR LA LIGNE

Mieux vaut éviter les nectars de fruits, les limonades et les boissons au cola. Elles contiennent beaucoup trop de sucre (1,5 l de boisson au cola contient 35 morceaux de sucre blanc !).

c'est un élixir de jouvence et une pharmacie à lui tout seul. Un examen rapide de ses constituants devait vous convaincre d'en boire chaque jour plusieurs tasses.

Il renferme des sels minéraux : du calcium et du fluor pour le renfort des os et des dents ; du fer pour l'approvisionnement des cellules en oxygène et du sodium, du potassium et du magnésium pour l'entretien du métabolisme. Le thé vert fournit aussi du manganèse pour le métabolisme et les enzymes, et enfin du zinc au système immunitaire et pour la cicatrisation. Il renferme des vitamines A, C et E qui désamorcent les radicaux libres, ainsi que des vitamines B, bénéfiques pour la formation du sang et des nerfs. Parmi ses composés secondaires, les polyphénols sont une véritable fontaine de jouvence : puissants fixateurs des radicaux libres, retardant le vieillissement des cellules, la survenue du cancer, ils entretiennent par ailleurs le système immunitaire.

❯ Thé noir : il n'est guère d'aliment qui contienne plus de chrome que le thé noir, si ce n'est la noix de pécan. Grignotez-en une avec une tasse de thé, et vos kilos fondront.

❯ Thé au maté : les substances actives des feuilles de maté, arbrisseau originaire d'Amérique du Sud, stimulent le métabolisme et la concentration. Le maté couperait la faim et pourrait à ce titre aider à mincir. Mais il ne faut pas toutefois vous attendre à des miracles.

❯ Thé Pu-er : les feuilles du *Camellia sinensis* (nom latin du théier) apaiseraient la sensation de faim et réduiraient le taux de graisses dans le sang. Certains scientifiques estiment toutefois que l'action de ce thé fumé serait analogue à celle du thé noir. À vous de voir.

Profusion de nutriments essentiels : les jus de fruits et de légumes

Les jus de légumes et les smoothies verts – jus à base de légumes verts à feuilles – sont excellents pour la ligne, non seulement parce qu'ils contiennent très peu de calories, mais aussi parce qu'ils influent positivement sur la bonne humeur, le métabolisme et l'esprit, grâce à leurs multiples vitamines, sels minéraux et oligo-éléments – et bien sûr aussi grâce à leurs précieux composés secondaires (voir page 59).

Alternez les jus suivants : choucroute, carotte, tomate, betterave rouge, céleri, ortie ou encore épinard passés au mixeur.

Les jus de fruits sont d'excellents pourvoyeurs de vitamines et indispensables au bien-être et à la forme. Ne serait-ce que pour leur vitamine C, ils font partie de la cuisine minceur. À condition bien sûr que les fruits soient fraîchement pressés. Si vous achetez du jus de fruits en bouteille, il faut qu'il porte l'étiquette *sans addition de sucre*. Lorsqu'on ajoute des sucres aux jus de fruits, ces délicieux liquides ne font plus mincir, mais grossir. Les jus bénéfiques pour la ligne sont à base des fruits suivants : orange, mandarine, pamplemousse, kiwi, pomme, poire, mangue, fraise, framboise, mûre, abricot, nectarine et prune. Les jus de banane et de melon sont beaucoup moins recommandés parce qu'ils ont un indice glycémique plus élevé.

❯ Quand vous avez soif, coupez un jus de fruit avec de l'eau minérale ; cela réduit de moitié le nombre de calories.

Vous aimez boire du vin ?

Vous pouvez continuer : un à deux verres quotidiens sont même recommandés par les médecins. Le vin est, en effet, le plus vieux médicament de mémoire d'homme. Dans l'Antiquité déjà on buvait du vin pour purifier l'intestin, stimuler l'appétit, faciliter le sommeil et même pour apaiser la toux. Aujourd'hui – plusieurs milliers de recherches scientifiques plus tard – on sait que le vin, qu'il soit blanc, rosé ou rouge, protège le cœur et prévient le cancer.

❯ Choisissez un vin sec. Le plus sec, garanti sans sucre, est le vin pour diabétiques, qui n'entraîne pas l'insuline à vous faire grossir.

CONSEIL MINCEUR : BOUGEZ-VOUS !

Le secret d'une belle ligne ne réside pas que dans votre assiette, mais aussi et surtout dans vos chaussures… de sport. Les quelques pages qui suivent vous permettront de faire le bilan sur votre état de forme. Grâce à votre formule fitness (voir résultats du test d'évaluation), vous pourrez pratiquer les exercices qui vous aideront à retrouver minceur, bonheur et vitalité.

Test : quel est votre état de forme ?

Quel est l'état de votre organisme et de vos muscles ? Faites le test de forme du professeur Ingo Froböse, du Centre de santé de l'École supérieure de sport de Cologne (Allemagne). Répondez aux questions et reportez-vous aux résultats (voir pages 72 et 73).

1. Dans quelle catégorie vous classeriez-vous ?

Sportif débutant/sans entraînement 1

Excellent sportif en forme 2

Pantouflard 0

2. Combien d'heures de sport pratiquez-vous par semaine ?

Entre 4 et 6 heures 2

Entre 2 et 4 heures 1

Entre 0 et 2 heures 0

3. Qu'est-ce qui vous retient le plus souvent de pratiquer ?

Un rendez-vous intéressant 1

Votre canapé et un bon film 0

Absolument rien du tout 2

4. Avez-vous des difficultés à pratiquer du sport ?

Non 2

Rarement 1

Constamment 0

5. Vous avez du travail par-dessus la tête. Que faites-vous pour vous détendre ?

Vous vous allongez et regardez la télé 0

Vous faites du sport 2

Vous vous promenez ou allez au sauna 1

6. Combien de fois dans l'année avez-vous un rhume ou une grippe ?

De 0 à 1 fois 2

Deux fois 1

Plus de 2 fois 0

7. Comment est votre sommeil ?

Profond et détendu 2

D'environ 8 heures, plus ou moins bon 1

Difficile à venir et trop court 1

8. Quels exercices pratiquez-vous pour vous détendre ?

Des étirements de temps en temps. 1

De la méditation tous les jours 2

Absolument aucun. 0

9. Lorsque vous montez trois étages quatre à quatre :

Vous êtes à bout de souffle, votre pouls s'affole. 1

Votre pouls s'accélère légèrement. 2

Vous êtes hors d'haleine, votre pouls bat à tout rompre. 0

**10. Vous courez 5 minutes sur place – d'abord lentement,
puis à vitesse moyenne. Que se passe-t-il ?**

Vous ne tenez pas les 5 minutes. 0

Vous pourriez continuer sans problème. 2

Vous arrivez à tenir jusqu'au bout. 1

**11. Vous êtes en position debout, pieds et genoux serrés,
et essayez de toucher le sol avec le bout de vos doigts.**

Vous arrivez à toucher le sol 2

Vous arrivez tout juste aux cuisses. 0

Vous y arrivez presque. 1

**12. Vous êtes sur une jambe, genoux légèrement fléchis.
Combien de temps tenez-vous dans cette position
sans trembler ?**

Plus de 10 secondes 2

De 6 à 8 secondes 1

De 0 à 5 secondes 0

13. Allongez-vous sur le dos et repliez les genoux, les pieds posés sur le sol, les bras croisés sur la poitrine ; relevez alors le buste d'environ 30 cm. Combien de fois parvenez-vous à faire cet exercice ?

Plus de 10 fois 2

De 6 à 10 fois 1

Jusqu'à 5 fois 0

INTERPRÉTATION

De 0 à 8 points : pantouflard

Vous avez absolument besoin de faire une activité qui vous sorte de votre torpeur et qui renforce votre résistance au stress. Vos kilos fondront tout naturellement. Commencez doucement, pour que le plaisir soit de la partie. Après chaque activité, vous devez vous sentir bien, détendu et plein d'énergie. Si vous êtes fatigué ou épuisé, c'est que vous avez trop forcé.

Votre formule de remise en forme :

Promenez-vous d'un bon pas. Au bout de cinq minutes, faites monter votre pouls à la valeur déterminée suivant la formule donnée à la page 17 ; pour ce faire, passez à la marche rapide. Veillez toutefois à ne pas dépasser cette fréquence. Si c'est trop fatigant pour vous, ralentissez et marchez plus lentement. Répétez ce type de séquence à cinq reprises. Allongez ensuite les périodes de marche rapide, puis étirez-vous (voir pages 82 et 83). La première semaine, entrecoupez la demi-heure de promenade rapide matinale à cinq reprises, par deux à trois minutes de marche rapide à votre fréquence d'entraînement. La semaine suivante, allongez d'une minute. La semaine d'après, faites de la marche rapide trois à quatre minutes. Puis quatre à cinq minutes, etc.
Programme de trampoline : si vous en avez envie, vous pouvez perdre vos kilos sur un trampoline ; vous trouverez le programme du pantouflard en page 79.

De 9 a 17 points : sportif occasionnel

Les résultats du test ne sont pas mauvais du tout, mais il serait bon que vous investissiez un peu plus de temps pour brûler vos graisses, vous défaire du stress et retrouver la bonne humeur – autrement dit, que vous bougiez un peu plus. La même formule que précédemment s'applique aussi pour vous : une pratique sportive modérée mais régulière.

Votre.formule de remise en forme :

Si vous avez pas mal de kilos en trop, commencez par marcher en contrôlant votre fréquence cardiaque selon un rythme 2/1 : deux minutes de marche rapide, une minute de marche lente, deux minutes de marche rapide, une minute de marche lente, etc. Si votre pouls dépasse la fréquence d'entraînement (voir formule en page 17), ralentissez. Si, au contraire, il ne monte pas vraiment assez, essayez de voir ce qui se passe avec la marche rapide. Est-ce que votre pouls s'affole ou est-ce qu'il vous laisse faire deux minutes de jogging au lieu de la marche rapide ? Si vous êtes beaucoup trop enveloppé, mieux vaut toutefois rester à la marche rapide jusqu'à ce que les kilos aient disparu.

Conseil : pour faire fondre les kilos plus vite, prenez des bâtons de marche nordique.

Si vous n'avez que quelques kilos en trop, vous pouvez commencer par le jogging.

Si vous courez en contrôlant votre pouls, vous tiendrez facilement 30 minutes d'une traite.

Pour la fréquence cardiaque d'entraînement, reportez-vous à la formule donnée à la page 17.

Si votre pouls dépasse cette fréquence, ralentissez. Si vous ne tenez pas les 30 minutes (pouls trop élevé), faites 10 minutes de course, puis 5 minutes de marche, puis 10 minutes de course... puis allongez ces périodes.

À chaque nouvelle semaine, vérifiez combien de minutes vous tenez sans que votre pouls dépasse la fréquence maximale. Récupérez progressivement en marchant jusqu'à ce que la fréquence cardiaque revienne à une valeur normale. Jouez un peu avec la vitesse pour trouver la formule qui vous convient le mieux.

Votre programme de trampoline : commencez avec le programme du sportif occasionnel de la page 79 – naturellement, en contrôlant votre pouls.

De 18 à 26 points : athlète

Excellent résultat ! Vous aimez l'exercice physique, il vous procure plaisir et joie.

Vous connaissez vraisemblablement les phases de sollicitation et de relâchement et vous vous efforcez de les intégrer dans votre quotidien. Continuez ainsi ! Grâce aux scores réalisés aux différentes questions, vous pouvez voir où se nichent peut-être encore quelques petites failles. Vous faites peut-être déjà très régulièrement du jogging et vous respectez tout naturellement votre fréquence maximale (voir formule page 17). Alors, que faire ? Le fartlek vous aidera à continuer votre entraînement et acquérir plus d'endurance : changez de rythme. Vers la fin de votre entraînement, faites deux à trois courses rapides d'une minute.

Votre programme de trampoline : si vous optez pour le trampoline, suivez le programme de l'athlète décrit à la page 80.

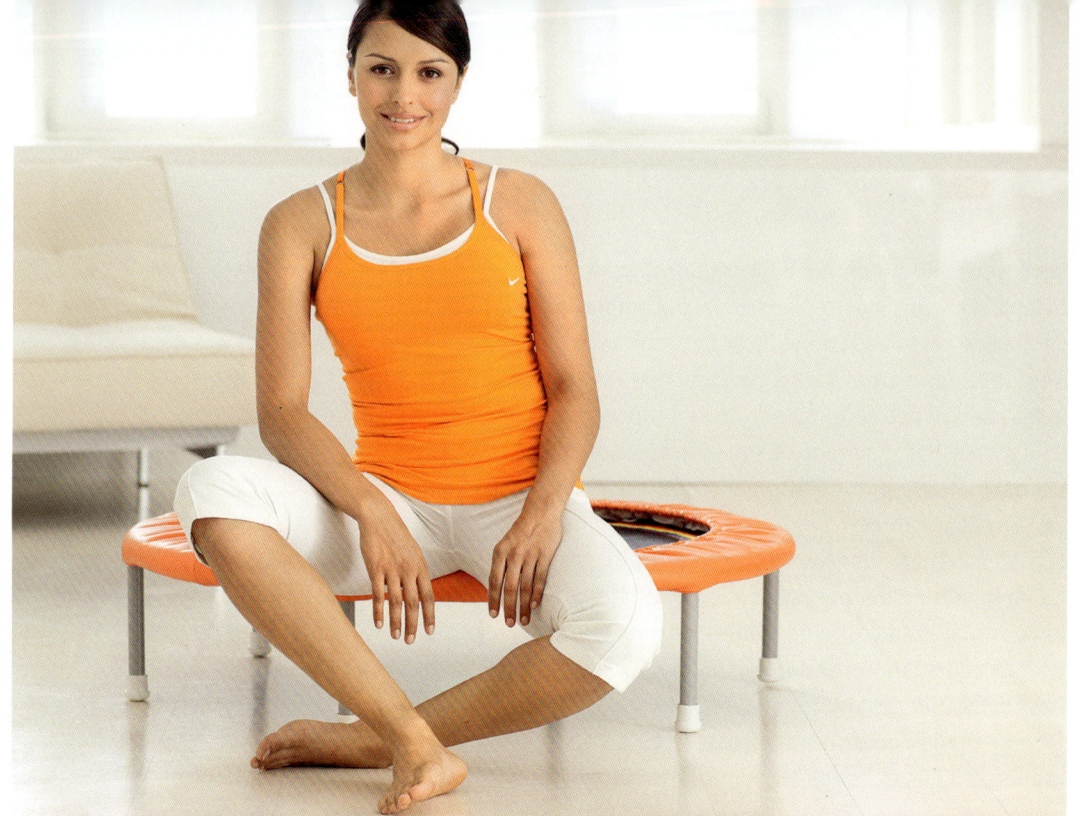

Mini-trampoline : la plus petite salle de sport au monde

Qu'est-ce que les enfants en bas âge aiment le plus faire lors d'un dimanche pluvieux ? Ils sautent sur les lits ou sur le canapé, tant qu'on ne leur dit pas d'arrêter. Les enfants suivent une aspiration présente en chacun de nous : le désir de s'affranchir de la pesanteur. Ça vous dit quelque chose ? Ne vous arrive-t-il pas parfois de rêver que vous volez comme un oiseau dans les airs ? Arrêtez de rêver, volez ! Volez même tous les jours. Avec le mini-trampoline, cela peut devenir réalité même dans le plus petit des logements.

Le tapis magique

Tapis élastique d'un mètre de diamètre sur des pieds de 20 cm, il propulse en un rien de temps le pire fainéant en fou de sport. Trois raisons à cela : c'est une activité ludique, efficace et que l'on pratique chez soi. Comme la superstar Robbie Williams. C'est le *home-trainer* le plus intelligent du monde. Il permet de s'entraîner à la bonne fréquence cardiaque pour faire brûler les graisses et il sollicite tous les muscles. On pratique simultanément endurance et musculation. Il s'adapte aux exigences les plus diverses et convient aux personnes âgées ou aux jeunes, aux gros et aux minces, aux sportifs confirmés et aux débutants.

Le secret de sa réussite : une toile tendue de façon élastique sur des ressorts ou des bandes de caoutchouc. Les personnes peu sportives, enveloppées, plus âgées ou même ayant des problèmes articulaires peuvent s'en servir comme d'un soutien élastique. Sur un mini-trampoline, elles peuvent non seulement se balancer, mais aussi marcher et courir – sans toutefois solliciter leurs articulations. Les plus en forme se servent du tapis comme d'une catapulte. Voluptueusement grisés par les petits vols planés, ils améliorent leur endurance, ainsi que leur force et leur coordination.

Le corps tout entier travaille

Le trampoline ne fait pas que procurer beaucoup de plaisir :

› Il brûle les graisses, car chaque muscle est sollicité. Autrement dit : chaque chaudière brûleuse de graisses est en action. Pour mieux comprendre, prenons une simple comparaison. On peut brûler 500 kcal par heure grâce à la course, contre 750 sur un trampoline !

› Il apaise : les sauts permettent d'éliminer les hormones du stress que sont l'adrénaline et le cortisol. Vous garderez votre calme, même sous la pression au bureau.

› Il réveille le corps comme l'esprit. C'est justement lorsque vous vous sentez fatigué et vidé qu'il faut monter sur le tapis. Rien que trois minutes suffisent. Vous vous sentirez en pleine forme et bien réveillé. Les idées fuseront de nouveau : les montées et descentes dynamiques favorisent en effet la communication entre les deux hémisphères du cerveau.

PRATIQUE ET EFFICACE

Le trampoline est le *home-trainer* le plus efficace au monde. Les spécialistes parlent de l'effet de « rebond » : à chaque saut, tous les muscles du corps sont tendus. En d'autres termes : les effets de l'entraînement sur trampoline sont de 68 % supérieurs à ceux de la course. Autrement dit : 20 minutes de trampoline sont aussi efficaces que 30 minutes de jogging.

**RESSORTS EN ACIER
OU CÂBLES DE
CAOUTCHOUC**
Préférez la seconde solution
si vous avez des problèmes
articulaires ou de colonne
vertébrale. Les sportifs
pourront utiliser la première
solution pour muscler leur
dos de manière ciblée.

> Il protège : le trampoline renforce la coordination et le sens de l'orientation, favorise l'action simultanée des nerfs et des muscles. Vous gagnerez en assurance dans la vie de tous les jours.

> Il masse : allongez-vous sur le tapis et demandez à votre partenaire de se balancer et de sauter, les vibrations du tapis vont relâcher les tensions musculaires.

> Il purifie : les sauts activent la circulation lymphatique, véritable système d'épuration du corps. Toxines, céphalées, tensions, fatigue et bien d'autres troubles chroniques sont éliminées.

> Il stabilise : grâce à l'effet de rebond, tous les muscles soutenant la colonne vertébrale et les articulations sont renforcés. Votre posture s'améliore et vos douleurs au dos ou aux articulations disparaissent.

Passage à l'entraînement

Vous vous êtes décidé à perdre vos kilos en sautillant et vous venez d'acheter un trampoline ? Vous êtes impatient ? Avant de commencer toutefois, deux conseils de sécurité à prendre en considération avant de monter sur le tapis :

> Évitez de placer le mini-trampoline près d'une armoire à glace ou d'objets aux arêtes vives.

> Enlevez vos chaussures avant de monter sur le tapis ; avec des semelles lisses, vous risqueriez de déraper. Le mieux est de s'entraîner pieds nus ou en chaussettes dotées d'un antidérapant.

BON À SAVOIR

Peut-on se lancer à fond en tant que débutant ?
Commencez par une minute et augmentez
la durée d'une minute chaque jour.

A-t-on besoin d'une grande hauteur sous plafond ?
D'un diamètre de 87 à 120 cm, le mini-trampoline
repose sur des pieds de 20 à 40 cm. Vous pouvez
donc aisément sauter ou même courir sous
un plafond de 2,30 m.

Le prix d'un trampoline est-il forcément élevé ?
Un trampoline ne coûte pas très cher. Achetez
toutefois un appareil de qualité. En effet,
si le tapis n'est pas suffisamment élastique,
l'entraînement n'est pas aussi efficace et les
sauts sont même nocifs pour l'organisme,
et l'on ne prend pas autant de plaisir. Pour plus
d'informations, se reporter à la page 123.

Les techniques de base

Vous pouvez maintenant monter sur le tapis. Commencez par de petits pas et de petits sauts, puis essayez les techniques de base.

Avez-vous répondu au test de remise en forme pour débutant page 70 ? Dans quelle catégorie êtes-vous ? « Pantouflard » ? Contentez-vous alors de marcher et de vous balancer. « Sportif occasionnel » ? Vous pouvez courir et sauter sur le trampoline. Ou bien faites-vous partie des gens particulièrement sportifs, de la catégorie « Athlète » ? Dans ce cas, vous pouvez directement passer aux sauts. Le programme d'entraînement qui vous convient est présenté après les techniques de base.

Balancement

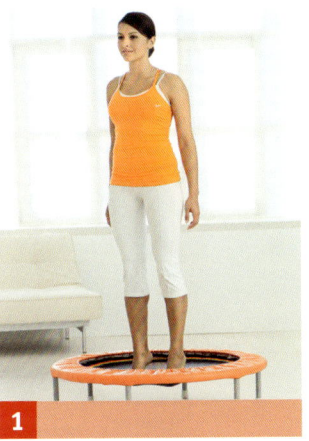

> Mettez-vous debout, pieds légèrement écartés.
> Faites passer le poids du corps du pied droit sur le pied gauche et inversement, puis du talon à l'extrémité de la plante des pieds.
1 > Vous commencez vraiment à vous balancer. Autrement dit : vous amortissez uniquement avec les pieds, les orteils en contact permanent avec le tapis.
> Veillez à ce que l'impulsion vienne de l'articulation du pied. Les muscles du pied sont activement sollicités. Revenez à plat en déroulant le pied. Ce dernier ne doit pas être cambré, comme avec des chaussures à talons hauts.
> Vous pouvez conserver les épaules et les bras ballants pour accompagner le mouvement ou les balancer alternativement vers l'avant et vers l'arrière.

Marche

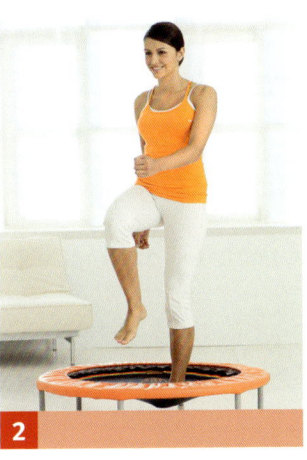

> Pieds légèrement écartés, faites passer le poids du corps d'une jambe sur l'autre
> Levez ensuite légèrement la jambe non sollicitée et commencez à marcher sur place.
2 > Balancez vos bras en opposition avec les jambes. Autrement dit : lancez le bras gauche vers l'avant en même temps que vous levez la jambe droite, et inversement.
> Gardez les coudes et les mains légèrement repliées.

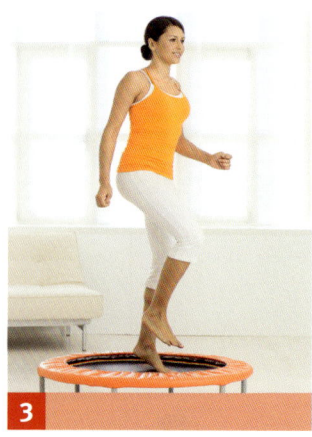

Course

> Cet exercice est similaire à la marche, à une différence près toutefois : vous faites un petit saut en même temps que vous reportez votre poids d'une jambe sur l'autre.

> Déroulez doucement le pied de la partie antérieure vers le talon, genoux légèrement pliés.

3 > Balancez les bras en opposition avec les jambes.

> Pour varier, vous pouvez essayer de relever plus les jambes. Vous devrez alors plus vous servir des bras.

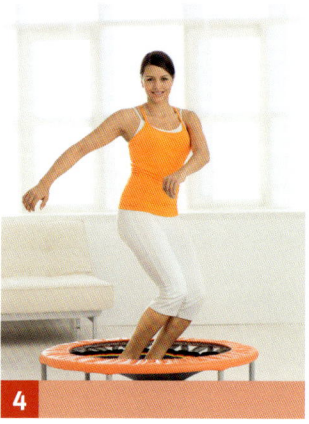

Torsion

> Tournez – comme un skieur – bras et jambes en opposition. Autrement dit : tournez les hanches et les genoux vers la gauche pendant que les bras tournent vers la droite, et inversement.

4 > Balancez les bras alternativement vers le haut et vers le bas, pendant que les pieds restent collés au tapis.

> Maintenez le corps en tension vers le haut. La tête est reliée au ciel par un fil imaginaire.

> N'oubliez pas de bien respirer.

> Cet exercice est vite fatigant. Si vous débutez, veillez à ce que votre pouls ne s'accélère pas trop.

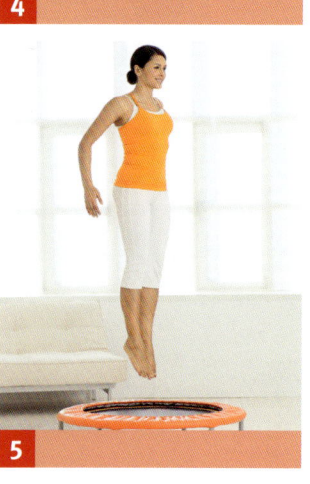

Saut

> Mettez-vous debout sur le trampoline, avec les pieds légèrement écartés.

> Veillez à vous tenir bien droit et à ce que votre ventre soit bien gainé. Sinon, vous pourriez léser vos ligaments, au lieu de les renforcer.

5 > Commencez à sautiller, en procédant comme pour le balancement. Catapultez-vous vers le haut, de sorte à ce que vos pieds décollent légèrement du tapis.

> Gardez les bras ballants. Remarque : plus l'on saute haut, plus l'exercice est fatigant, mais plus il est efficace. Attention toutefois : le pouls s'accélère alors très facilement.

Les trois programmes brûleurs de graisses

Pour tirer le meilleur profit du trampoline, le mieux est de combiner les techniques de base. C'est la seule manière de brûler le plus de graisses possible et d'éviter la monotonie et l'ennui. Chaque programme dure environ 20 minutes, ce qui correspond à la dose minimale d'exercice dont votre organisme a impérativement besoin chaque jour. Bien sûr, quelques minutes de plus ne feront pas de mal à vos cellules graisseuses. C'est à vous d'en décider au moment opportun. Commencez par des sautillements et montez lentement en régime. Vous pouvez suivre les divers niveaux de sollicitation des différents programmes brûleurs de graisses.

Le programme du pantouflard

› 1. Échauffement : commencez par 3 minutes de balancement.
› 2. Entraînement : commencez par marcher lentement, comme si vous vous promeniez. Après 5 minutes, accélérez et passez à la marche rapide. Contrôlez votre pouls. N'hésitez pas à vous rapprocher de la FC maximale, sans toutefois la dépasser ! Puis recommencez à marcher lentement. Récupérez. Répétez pendant 15 minutes l'alternance entre marche rapide et marche lente. Avec le temps, allongez la durée de marche rapide.
› 3. Détente : profitez des trois dernières minutes pour vous détendre en vous basculant de manière très relâchée. Fin de l'exercice.

Le programme du sportif occasionnel

› 1. Échauffement : commencez par vous balancer 3 minutes.
› 2. Entraînement : marchez d'un bon pas durant 2 minutes. Passez au jogging pendant 2 minutes. N'oubliez pas de contrôler votre pouls. N'hésitez pas à vous rapprocher de la FC maximale, sans toutefois la dépasser ! Plus vous levez les jambes haut, plus l'entraînement est intensif. Si vous êtes fatigué, marchez de nouveau une minute. Pendant 15 minutes, alternez 1 minute de marche et 2 minutes de jogging. Avec le temps, allongez la durée des séquences de jogging.
› 3. Détente : réduisez lentement vos mouvements sur les trois dernières minutes.

CONSEIL

Si vous êtes en forme, vous pouvez sans problème intégrer des sautillements ou des mouvements de torsion dans votre entraînement. Surveillez alors très précisément votre pouls, car ces exercices font partie des plus fatigants sur un trampoline. Si votre pouls s'accélère trop, revenez au jogging ou à la marche jusqu'à ce qu'il revienne à la normale.

Le programme de l'athlète

› 1. Échauffement : commencez par 3 minutes de balancements relâchés pour vous mettre dans le rythme.

› 2. Entraînement : commencez à courir, d'abord à allure modérée, puis accélérez doucement. Après 4 minutes à ce rythme, sautillez 3 minutes. N'hésitez pas à monter en régime, tout en surveillant votre pouls. Remettez-vous ensuite au jogging durant 3 minutes. Faites ensuite des mouvements de torsion, également durant 3 minutes. Relâchez-vous, reprenez votre souffle. Alternez jogging, torsions et sautillements en restant près de votre FC maximale, c'est comme cela que l'on brûle le plus de calories.

› 3. Détente : pour finir, balancez-vous encore 3 minutes jusqu'à ce que vous ayez retrouvé une respiration normale.

Figures techniques

C'est comme pour le sautillement, mais avec plus d'élan et d'élévation. Vous pouvez essayer les diverses variantes, mais seulement si vous êtes en grande forme, et en veillant à entrecouper les grands sauts de petits bonds, afin de ne pas vous surmener. Vous pouvez bien sûr contrôler votre pouls avec un cardiofréquencemètre ou sentir, grâce à l'expérience que vous aurez déjà acquise, la FC à ne pas dépasser. Si vous ne disposez pas d'une hauteur sous plafond suffisante, installez votre trampoline à l'extérieur. Jouez avec les possibilités qui s'offrent à vous et combinez les différentes variantes : sauts avec ronds de jambe, sauts jambes écartées, sauts en ciseaux, sauts accroupi, sauts talons aux fesses. Lorsque le pouls s'accélère de trop, revenez au jogging ou à la marche jusqu'à ce qu'il retourne à la normale.

Saut avec ronds de jambes

1 > Sautez en l'air et faites des ronds de jambe alternativement vers l'intérieur et l'extérieur. Autrement dit : tournez les jambes en réunissant les pieds alternativement par les pointes, puis par les talons.

Saut jambes écartées

2 > Pendant que vous êtes en l'air, écartez les jambes sur les côtés ; dès que vous maîtrisez cet exercice, essayez de toucher vos pieds avec les mains.

Saut en ciseaux

3 > Pendant que vous êtes en l'air, faites des ciseaux avec les jambes, la jambe droite vers l'avant et la gauche vers l'arrière, puis l'inverse ; dans le même temps, vous pouvez aussi lever les bras en l'air.

Saut accroupi

4 > Sautez et levez les genoux, groupés ou écartés.

Saut talons aux fesses

5 > Ramenez les talons sur les côtés des fesses, à gauche, puis à droite ; les genoux restent serrés, le buste et les cuisses forment une ligne droite. Les bras sont balancés vers le haut.

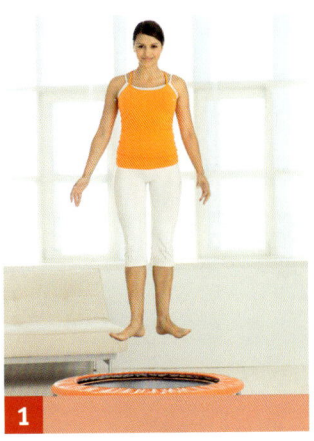
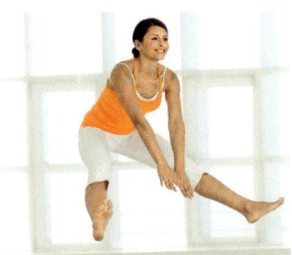
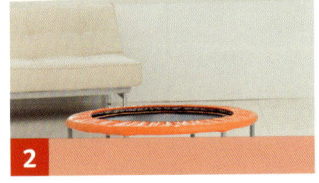
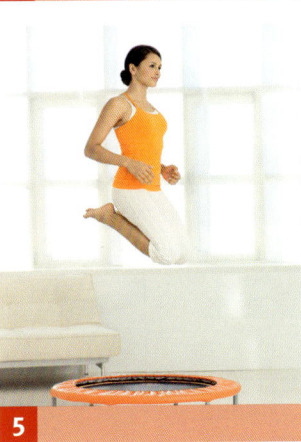

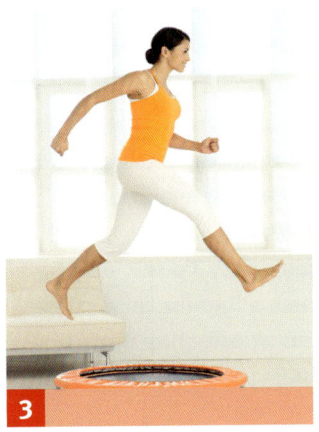
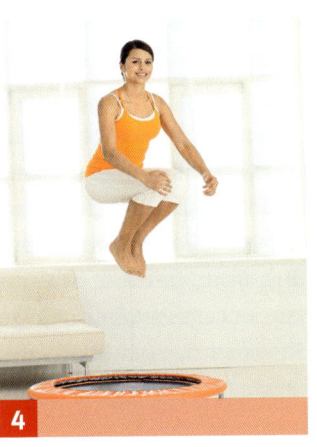

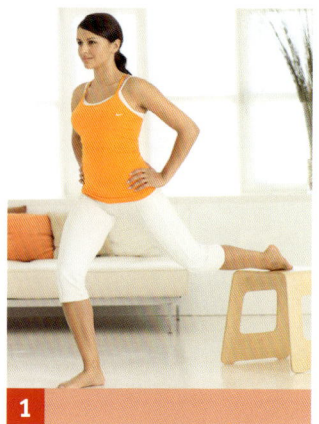

Séance rapide d'étirements

Pour vous détendre des pieds à la tête en moins de cinq minutes, il suffit de cinq mouvements astucieux.

Étirement de l'avant et de l'arrière de la cuisse

> Position de départ : placez-vous à distance d'un pas d'une chaise. Posez le pied gauche sur l'assise, du côté du cou-de-pied.

> Bombez le torse et gardez le dos droit.

1 > Pliez la jambe avant jusqu'à ce que la cuisse soit parallèle au sol ; le genou droit ne doit pas dépasser la pointe du pied. Maintenez un moment la position atteinte au point le plus bas, puis revenez lentement à la position initiale. Recommencez ensuite avec l'autre jambe.

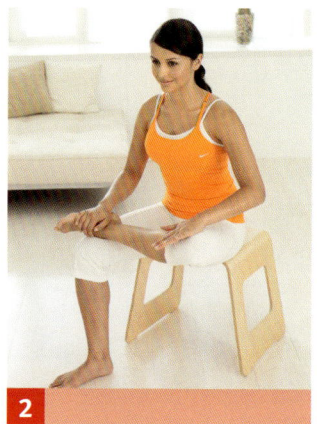

Étirement des fessiers

> Position de départ : assis sur une chaise, placez le pied gauche sur le genou droit, tout en conservant le buste droit et les épaules relâchées.

2 > De la main gauche, abaissez doucement le genou gauche et avancez délicatement le buste sans arrondir le dos.

> Respirez profondément jusqu'au niveau du bas du dos (diaphragme) puis tendez cette partie du corps avec le reste. Tenez 15 secondes. Reprenez cet exercice à deux reprises. Recommencez ensuite avec l'autre jambe.

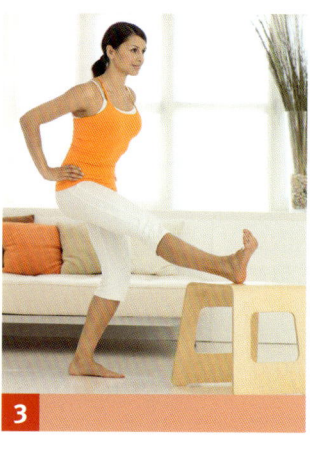

Étirement des fléchisseurs

> Position de départ : placez-vous à distance d'un pas d'une chaise et posez le pied droit sur l'assise, par le talon.

> Gardez la jambe arrière légèrement fléchie.

3 > Dos droit, penchez lentement le buste vers l'avant jusqu'à ce que vous ressentiez un léger étirement à l'arrière de la cuisse.

> Revenez dans la position de départ et effectuez l'exercice à deux reprises avec la jambe droite puis avec la jambe gauche.

Étirement des flancs

> Position de départ : en tailleur sur le sol, étirez la jambe droite sur le côté. La main droite entoure les malléoles, alors que le bras gauche est ramené au-dessus de la tête. La région abdominale est contractée.

4 > Baissez lentement le buste vers la jambe droite. Le bras gauche, qui suit le mouvement, est légèrement étiré.

> Forcez un peu plus à chaque respiration puis revenez lentement dans la position de départ.

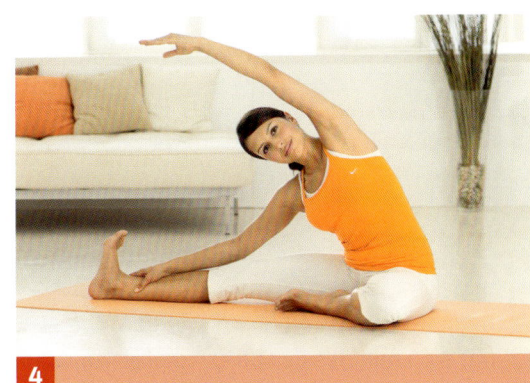

4

Colonne vertébrale, dos

> Position de départ : position à quatre pattes, tête baissée, ventre tendu.

5 > Faites comme si vous vouliez toucher le plafond avec chaque vertèbre.

> En partant de la position du « dos rond », passez lentement à la position inverse : baissez la cage thoracique le plus possible, tout en gardant prudemment la tête rentrée entre les épaules. Les mouvements doivent être exécutés délicatement et sans heurts.

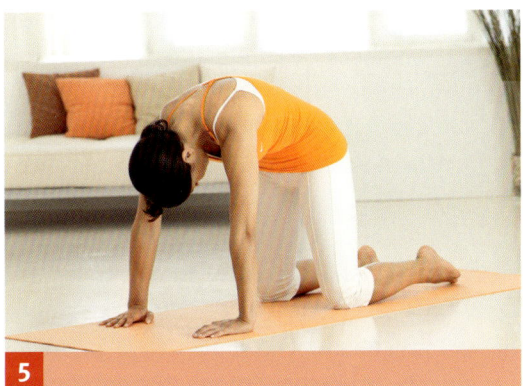

5

IMPORTANT : RÈGLES POUR L'ÉTIREMENT

> Étirez-vous après chaque entraînement, pour que les muscles conservent leur longueur et leur souplesse.

> Écoutez les signaux de votre corps et étirez-vous de façon progressive.

> Restez à chaque fois environ 10 à 15 secondes dans la posture d'étirement.

> Veillez à respirer de manière régulière.

> Quittez progressivement et délicatement chaque posture d'étirement.

> Répétez chaque exercice deux à trois fois d'un côté du corps, puis de l'autre.

> Si vous êtes échauffé, vous pouvez supporter une tension plus importante qu'à froid. Dans le cas contraire, étirez-vous avec précaution.

Petit guide de régime

Vous trouverez ci-après 15 règles précieuses qui vous aideront à commencer le régime de remise en forme en 10 jours (voir pages 95 à 120). Photocopiez ces pages (ainsi que le journal de bord en page 121), puis collez-les sur votre réfrigérateur : vous pourrez ainsi revoir chaque jour les différents points, jusqu'à ce qu'ils vous soient devenus complètement familiers.

1. Exercice à jeun

Pour perdre 500 g par jour pendant ces 10 jours, vous devrez faire quotidiennement 40 à 60 minutes de sport. Achetez-vous de bonnes chaussures de jogging et un cardio-fréquencemètre, ou un trampoline. Commencez votre premier entraînement le matin à jeun, de 20 à 30 minutes, avec seulement un verre d'eau dans l'estomac. Votre appareil circulatoire ne supporte pas d'être à jeun ? Alors, offrez-vous une petite collation protéinée avant de commencer, de préférence un verre de petit-lait ou de kéfir sans sucre. Vous pouvez aussi croquer une pomme.

Refaites une séance de trampoline, de marche ou de course, le soir avant de vous asseoir devant la télévision. Ce n'est pas une punition ! Vous verrez vite combien l'exercice vous fait du bien.

2. Conseils pour la course

Démarrez lentement. Ne courez pas sur les talons, mais plutôt sur la plante des pieds. Gardez les bras le long du corps légèrement pliés et laissez-les se balancer.

Le plus important est d'adopter la bonne respiration : inspirez profondément sur trois à quatre foulées, puis expirez profondément sur les trois à quatre foulées suivantes. Tant que vous respirez profondément et régulièrement, vous courez comme il faut. Trouvez votre propre rythme. Lorsque le cardiofréquencemètre vous avertit par un bip que vous dépassez la fréquence cardiaque maximale (voir formule en page 17), marchez pendant un moment, jusqu'à ce que vous ayez récupéré.

› Si vous n'aimez ou ne pouvez pas courir (parce votre pouls s'emballe), vous pouvez opter pour la marche rapide. Pour parvenir au même effet amincissant qu'avec le jogging, il suffit de prolonger la marche de 10 à 15 minutes.

3. Douche chaude et froide en alternance

Après l'exercice, prenez une douche chaude pendant 3 minutes. Ensuite, pendant 20 secondes, prenez une douche froide (15 °C), bien entendu uniquement si vous le supportez. Dans le cas contraire, évitez car le plus important, c'est d'écouter son corps !

› Important : dirigez le jet d'eau des extrémités vers le cœur. Commencez par les pieds, puis les jambes ; passez ensuite aux bras, puis alors seulement au tronc. Ensuite, douchez-vous à l'eau chaude durant 30 secondes, puis de nouveau à l'eau froide durant 20 secondes. Répétez la séquence trois fois pour activer votre circulation, stimuler votre métabolisme et renforcer votre système circulatoire.

4. Règles d'hydratation

Buvez un verre d'eau minérale avant de vous lever le matin, il facilitera votre digestion. Buvez quotidiennement 2, ou mieux encore, 3 litres d'eau. Ajoutez à chaque verre quelques gouttes de citron pressé. Vous pouvez en plus boire une à trois tasses de café ou de thé (sans sucre). Évitez les limonades, boissons au cola ou jus additionnés de sucre. Renoncez à la bière. Cependant, vous pouvez boire un verre de vin blanc sec sans problème.

5. Pas de jeûne

Évitez de sauter un repas. Cela n'est bon ni pour l'esprit ni pour le corps et stimule les mauvaises hormones. Vous pouvez manger autant de salade, de légumes et de fruits que vous le désirez. Mangez surtout beaucoup de pommes acidulées. Une seule limite : plus de fruits après 17 heures pour ne pas encombrer l'appareil digestif. Vous pouvez manger une bonne ration de riz complet et de pâtes au blé complet.

6. Entraînement des muscles

Achetez une bande d'exercice élastique et suivez les instructions qui sont fournies avec pour entraîner régulièrement 10 à 20 minutes les zones à problèmes : ventre, hanches et cuisses. Votre corps sécrète alors des hormones dont l'action fait fondre les graisses.

7. L'écoute du corps

Midi, l'heure du repas. Allez-vous pour autant manger ? Essayez d'échapper à l'emprise de l'heure, écoutez plutôt votre horloge interne. Attendez que votre ventre gargouille gentiment pour signaler qu'il a besoin de quelque chose. Ensuite, essayez de deviner ce que votre corps – et non votre esprit – aimerait manger.

Votre corps ne dira certainement pas « rôti de porc avec des quenelles » ! En effet, vous ne vous êtes-vous jamais vraiment senti bien après un tel plat. Mais il se pourrait que votre corps réclame « des fraises au fromage blanc » ou « un grand saladier de salade avec un morceau d'escalope de dinde ». Car votre organisme sait d'expérience qu'il se sent bien après des mets de ce type.

8. Les fans de pâtes...

... ne doivent aucunement s'affoler. Essayez les pâtes au blé complet (*pasta integrale*, en italien). Elles sont aussi bonnes. Cela vaut également pour le riz complet.

9. Envies de chocolat

Chocolat et sucreries vous trottent dans la tête ? Essayez une barre de chocolat amer ou une cuillerée de confiture minceur (voir encadré, page 91). Vous pouvez aussi aller courir un moment : cela vous détournera de votre envie de chocolat.

10. Règles au restaurant

Commandez une salade avec un morceau de viande ou de poisson maigre ou prenez des légumes cuits à l'étuvée avec de la volaille, de la viande ou du poisson ; des tomates avec de la mozzarella (sans pain) ; des spaghetti (au blé complet) avec des crevettes ou de la sauce tomate ; du riz nature aux légumes ; des pleurotes avec de la salade non pommée... À chaque fois, vous pouvez sans problème commander une grosse portion.

11. Collation du soir

Les pages suivantes proposent de petites collations à prendre avant d'aller se coucher, comprenant protéines et glucides. Cette combinaison favorise la production d'hormones, et notamment de la sérotonine, propice à un sommeil réparateur, et de l'hormone de croissance, qui élimine la graisse et développe les muscles pendant votre sommeil.

12. Variantes possibles

Vous n'êtes pas tenu de respecter servilement les recettes (voir pages 96 à 120). Leur but est de donner une idée du « bien manger ». Vous pouvez intervertir déjeuner et dîner, ou bien les jours. Vous pouvez augmenter les quantités de salade ou de légumes jusqu'à satiété. Ceux et celles qui ne prennent pas de petit-déjeuner peuvent commencer par un fruit.

13. Les incompatibilités

Bien des gens souffrent d'incompatibilités alimentaires, lesquelles sont parfois à l'origine d'une surcharge pondérale. Parmi les aliments concernés figurent le plus souvent les produits laitiers, le gluten (que l'on trouve dans le blé, par exemple, et de plus en plus dans de nombreux produits tout préparés), mais aussi le fructose des fruits, des jus. Pour savoir si vous souffrez d'une incompatibilité alimentaire, voire d'une allergie, vous pouvez faire un test sanguin, malheureusement assez cher et pas toujours remboursé. Quoi qu'il en soit, ne négligez pas les signaux que vous envoie votre corps. Si vous ne supportez pas l'un des ingrédients de nos recettes, ce n'est pas un problème : il suffit de le remplacer par un ingrédient équivalent. Et si l'une des recettes du régime de remise en forme ne vous dit rien, des recettes de remplacement ont été prévues (voir pages 116 à 120).

14. Ne vous laissez pas gagner par le stress

Le stress ne fait pas que rendre malade ; il fait aussi grossir. Mais il existe un bon antidote : l'exercice. Faites du trampoline, jusqu'à ce que l'adrénaline, libérée par la frustration ou la colère, soit totalement évacuée de l'appareil circulatoire. Cela ne prend pas plus de 3 minutes. Vous pouvez aussi faire un petit exercice de respiration : inspirez pendant 4 secondes et retenez votre souffle également pendant 4 secondes, le tout à cinq reprises. Cet exercice suffit à envoyer les hormones de stress au diable.

15. Les inutiles frustrations de la balance

Des études sur le cerveau l'ont montré, le fait de se peser sans arrêt fait grossir. Le mécanisme est simple : chaque sentiment négatif fait apparaître des hormones de stress, lesquelles ralentissent l'élimination des graisses. Ne vous focalisez pas trop sur ce qu'indique la balance. En faisant du sport tous les jours, vous perdez de la graisse, mais vous prenez des muscles, plus lourds que la graisse. Vos jeans préférés et l'œil de votre conjoint en disent plus que la balance. Pour vous peser, utilisez un pèse-personnes disposant d'une fonction d'analyse de l'impédance bioélectrique (voir fournisseurs, page 123). Cela lui permet de mesurer par un courant faible indolore la proportion de graisses dans tout le corps, via des électrodes placées au niveau des mains et des pieds. Les pèse-personnes intelligents différencient par ailleurs les graisses organiques nocives des graisses inoffensives. Pesez-vous tout au plus une à deux fois par semaine et ne vous inquiétez pas pour un ou deux kilos superflus : il s'agit souvent tout simplement d'eau présente dans les tissus suite à la production d'hormones.

Et après le régime ?

Pour la suite, si vous sucrez avec parcimonie, si vous évitez le plus possible la farine blanche et si vous faites régulièrement de l'exercice, vous mincirez et garderez la ligne. Pas question de vous résigner : réfléchissez aux « éléments grossissants » que vous tenez à conserver, parce qu'ils vous font plaisir, notamment les chocolats de la bonne humeur ou la pizza du samedi soir. Ensuite, autorisez-vous de temps à autre un écart dans votre nouvelle vie.

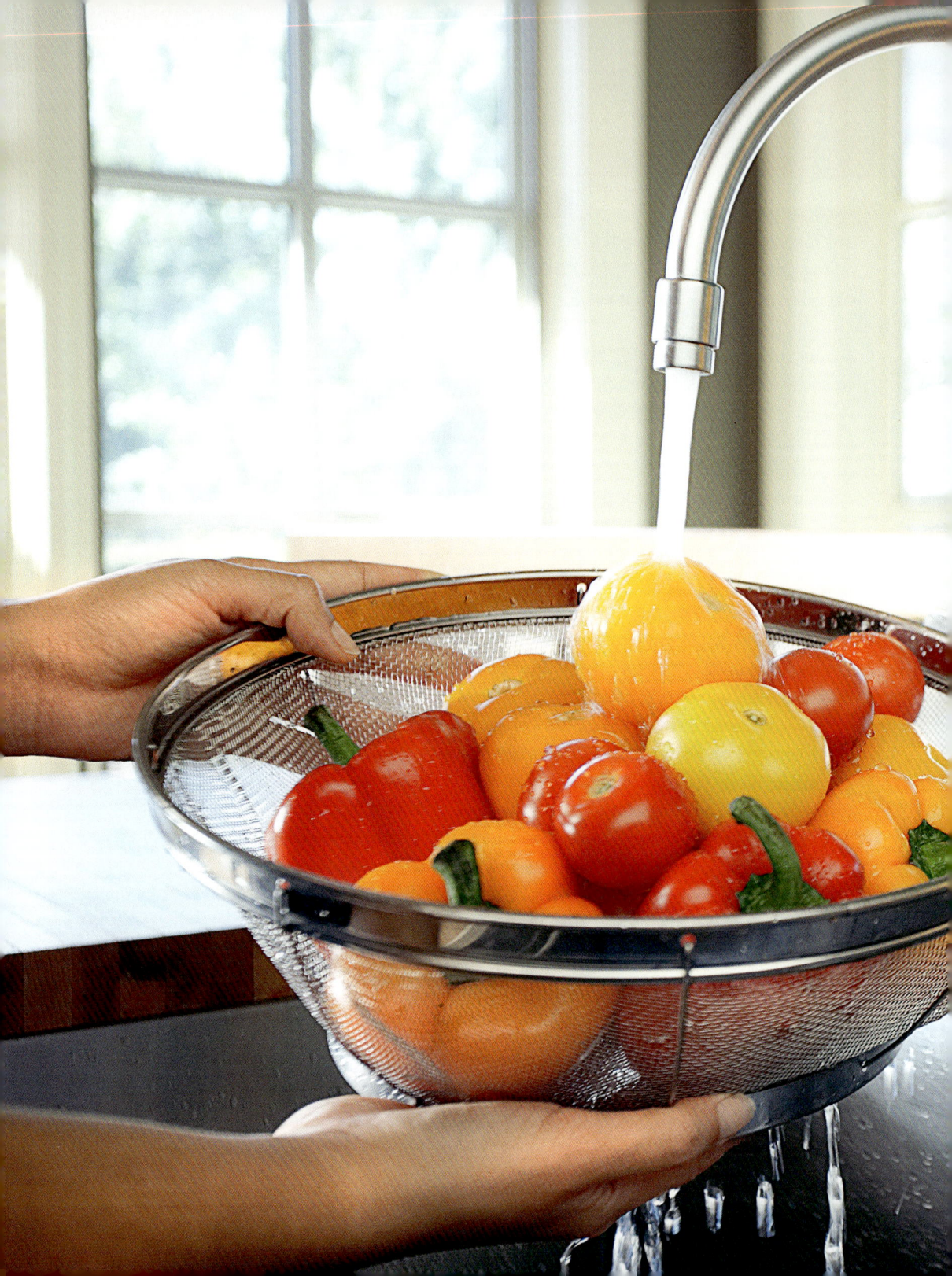

LES RECETTES DU BIEN-ÊTRE

Pour ce régime de remise en forme, il suffit de faire les provisions qui s'imposent et d'acheter régulièrement les denrées périssables.

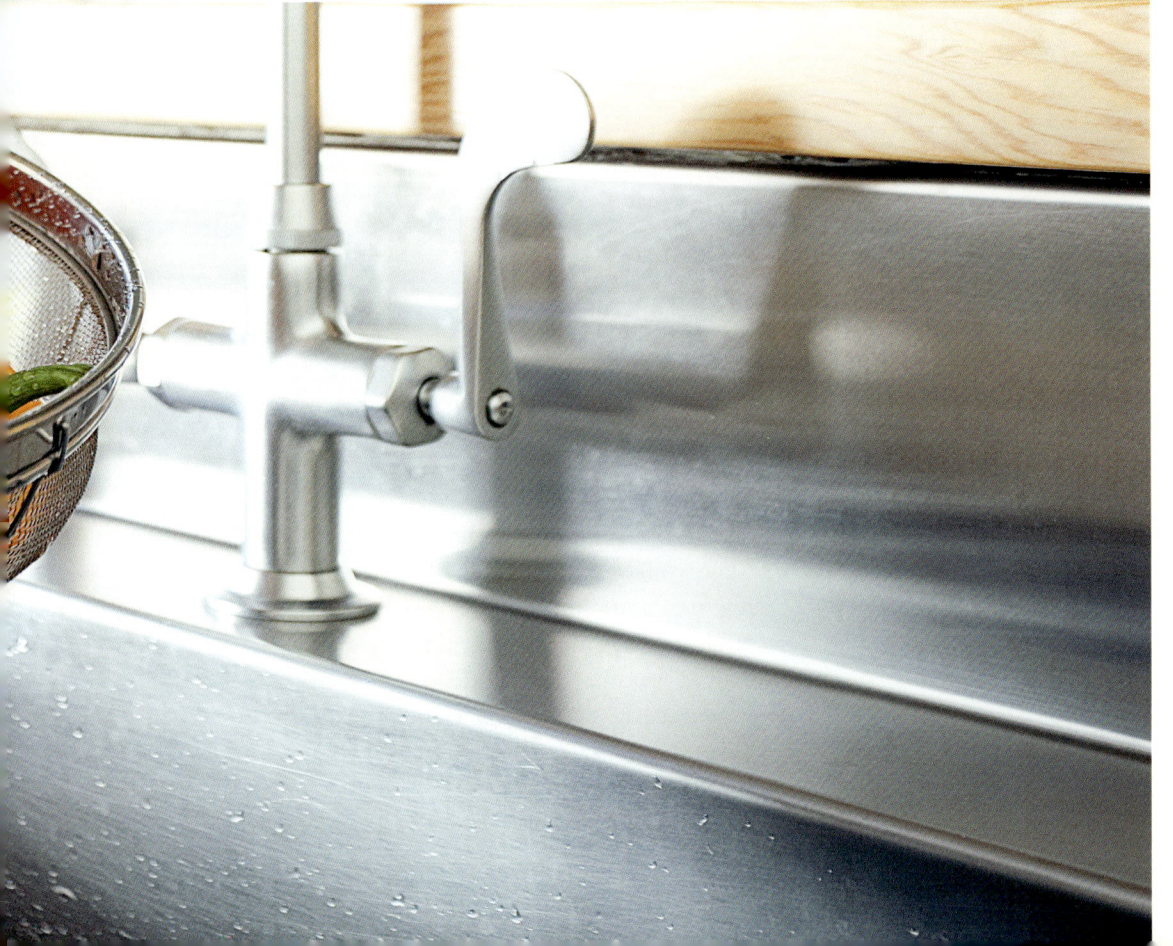

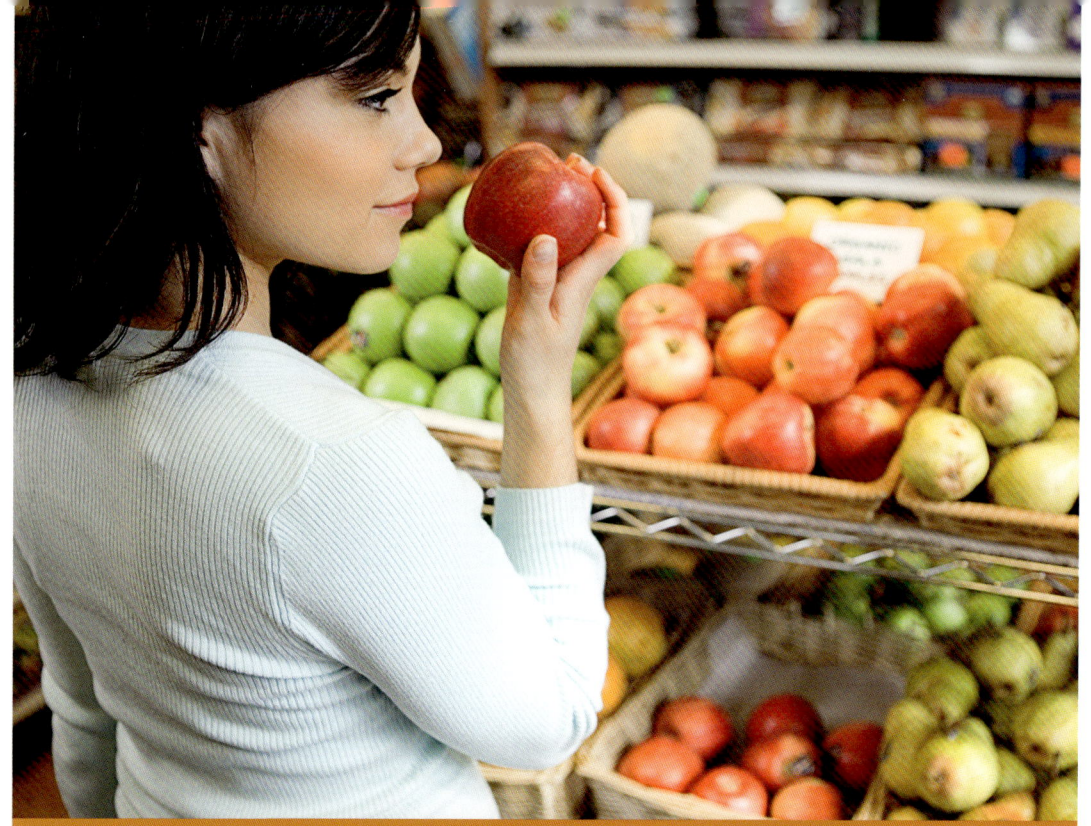

Achats pour le régime de remise en forme sur 10 jours

Nous allons maintenant voir les ingrédients absolument nécessaires que vous devrez acheter tous les deux jours. Les recettes sont prévues pour une personne. Tous les deux jours, achetez des fruits, des légumes, des herbes aromatiques, du poisson et de la viande. Vérifiez par ailleurs que vous avez assez de lait et de laitages en réserve. Achetez également beaucoup de citrons pour l'eau citronnée à « calories négatives ».

Les ingrédients nécessaires

N'hésitez pas à augmenter les portions de légumes et de salade. Prévoyez même une ration supplémentaire de vos légumes préférés pour une belle salade « brûleuse de graisses » en début de repas pour couper court à une grosse faim. Et s'il vous reste des légumes de vos plats cuisinés, coupez-les en petits morceaux et ajoutez-les à la salade du jour.

Premier et deuxième jours

> Fruits : 2 petites pommes, 1 petite poire, 1 petite orange, 1 prune rouge, 1 nectarine ou 1 pêche, 325 g d'un assortiment de baies (dont 70 g de fraises), 1 citron.

> Légumes et herbes : 1 mini concombre, 100 g de tomates cerises, 1 petit chou-rave, 1 poireau, 200 g de bettes, 1 petite carotte, 1 petit poivron rouge ou jaune, 1 petit radis noir, 1 botte de radis (pour le 3e jour également), 1 petite courgette, 1 pot de basilic (pour tous les jours), 1 bouquet de persil.

> Poisson et viande : 1 truite vidée, 80 g de filet de dinde, 50 g de rosbif en tranches.

CONFITURE MINCEUR POUR LES ADEPTES DES SUCRERIES

Cette confiture n'influe pas sur le taux de glycémie. Pour un pot : 250 g de fruits mélangés (fraises, framboises et abricots, par exemple) | 75 g de miel d'acacia liquide | 1/2 gousse de vanille | 1,5 g d'acide citrique | 1/2 cuillerée à café d'agar-agar (gélifiant végétal)

1 Coupez les fruits préalablement lavés en petits morceaux et mettez-les ensemble dans un récipient. Incorporez le miel et l'acide citrique puis mélangez. Ouvrez la demi-gousse de vanille pour en extraire la pulpe et ajoutez celle-ci.

2 Faites chauffer le tout puis laissez mijoter à feu doux 5 minutes, jusqu'à ce que les fruits se décomposent.

3 Délayez l'agar-agar dans 2 à 3 cuillerées à soupe d'eau froide, incorporez-le aux fruits et faites cuire à feu vif pendant 2 à 3 minutes supplémentaires.

4 Placez la confiture dans un pot préalablement lavé et fermez-le par une capsule quart de tour. Mettez le pot au réfrigérateur, la confiture se conservera quelques semaines, si vous ne l'avez pas finie avant.

Troisième et quatrième jours

> Fruits : 1 petite pomme, 100 g de fraises, 30 g de myrtilles fraîches (ou congelées), 1 kiwi, 1 lime, 1 petite nectarine, 1 petite orange, 1 citron.

> Légumes et herbes : 300 g de brocoli, 1 endive, 1 oignon blanc, 200 g de haricots verts, 1 petite laitue pommée, 1 poivron jaune, 1 poignée de roquette, 2 tomates, 1 petit oignon blanc, 1 bouquet de ciboulette.

> Poisson et viande : 150 g de filets de sole, 25 g de filets de porc fumé.

Cinquième et sixième jours

> Fruits : 1 pomme, 1 pomelos, 4 groseilles du Cap, 1 petit kiwi, 2 limes, 1 mangue (pour le 7e jour également), 1 papaye, 1 citron.

> Légumes et herbes : 1 avocat, 1 poignée d'épinards en branches, 75 g de champignons de Paris, petits pois surgelés (30 g), 1 botte d'oignons blancs, 50 g de tomates-cerises, 1 petit poivron rouge, 50 g de champignons shiitaké, 2 tomates, 100 g de mange-tout, 1 belle poignée de cerfeuil, 1 bouquet de persil, 1 poignée de feuilles de coriandre (également pour le 7e jour), 250 g de légumes divers.

> Poisson et viande : 100 g d'écrevisses décortiquées (fraîches ou congelées), 80 g de filets de poulet, 3 tranches de filet de porc fumé.

Septième et huitième jours

> Fruits : 150 g d'un assortiment de baies fraîches (ou congelées), 1 petite poire, 1 pomelos, 1 orange, 1 citron.

> Légumes et herbes : 150 g de pleurotes, 1 avocat, éventuellement 1 oignon blanc, 1 concombre, 1 chou-rave doux, 1 petite carotte, un peu de cerfeuil, un peu de citronnelle, 100 g de germes de soja, légumes pour la soupe (200 g congelés), 2 tomates, 1 petite courgette, 2 feuilles de laitue pommée.

> Poisson et viande : 150 g de filets de cabillaud, 80 g de filets de poulet (frais ou congelés), 30 g de jambon de dinde.

CONTRE LES PETITES FAIMS PASSAGÈRES

Le régime à base de brûleurs de graisses est conçu pour votre bien-être. Lorsque la faim vous tenaille, préparez-vous une assiette de bâtons de légumes ou une salade mélangée. Vous pouvez en manger autant que vous le voulez. Aussi, lorsque vous faites vos courses, pensez à acheter une part supplémentaire de vos légumes préférés.

Neuvième et dixième jours

> Fruits : 80 g de mûres (fraîches ou congelées), 1 kiwi, 1 lime, 1 citron, 100 g de quetsches.
> Légumes et herbes : 1 petite aubergine, 50 g d'épinards en branches, 1 oignon blanc, 1 petit chou-rave, 1 mini concombre, 1 poivron rouge ou jaune, 1 petit morceau de céleri, éventuellement 2 radis, 200 g d'asperges vertes, 250 g de tomates, 1 bouquet d'aneth, 1 poignée de cerfeuil, un peu de ciboulette et de persil.
> Poisson et viande : 80 g de râble de lapin (ou de blanc de poulet), 30 g de saumon fumé, 50 g de crevettes roses.

Produits à conserver au réfrigérateur

On achète moins souvent les produits ci-dessous, aussi vérifiez que votre réfrigérateur est toujours bien garni.

> Lait et produits laitiers : lait écrémé, kéfir, lait, petit-lait, lait caillé, fromage frais à gros grains, yaourt allégé, fromage blanc allégé, yaourt nature, crème aigre, beurre, fromage blanc allégé, crème.
> Fromages, œufs et tofu : fromage à pâte cuite, parmesan râpé, œufs, 125 g de tofu.
> Plantes aromatiques : 1 morceau de gingembre et de raifort.

Provisions à long terme

Tous les ingrédients brûleurs de graisses ci-après ne se trouvent pas au supermarché : pour certains, il faut aller dans un magasin de produits diététiques ou d'alimentation biologique.

> Pain : pain complet ou cracker au seigle, galettes suédoises, etc.
> Boissons : xérès sec, vin blanc sec, jus de baies de sureau sans sucre (magasins de produits diététiques), jus de tomate, jus de betterave, eau minérale, infusions aux fruits et aux herbes.
> Produits aux céréales et pommes de terre : riz nature, flocons d'avoine complète, gâteaux au blé complet, gâteaux aux flocons d'avoine instantanés, spirali et spaghetti au blé complet, pommes de terre à chair ferme.
> Vinaigres et huiles : vinaigre de vin rouge et de vin blanc, huiles d'olive, de colza, de sésame et de noix.

POUR UNE BONNE GESTION DES RÉSERVES

Vérifiez régulièrement les provisions que vous avez dans le réfrigérateur. Vous aurez ainsi toujours sous la main les ingrédients dont vous avez besoin pour vos recettes.

POUR SUCRER INTELLIGEMENT

Pour les recettes de ce régime, remplacez le sucre par du sirop, du concentré de poire ou des fruits secs, ou encore de l'extrait de *stevia rebaudiana*, plante originaire d'Inde également appelée « chanvre d'eau ».

❭ Fonds de sauce et liants : fond de poisson, de volaille et de légumes, lait de noix de coco sans sucre, agar-agar (gélifiant végétal) (magasins d'alimentation diététique) et liants végétaux.

❭ Épices et condiments : curry, herbes de Provence, feuilles de laurier, noix de muscade, girofle en poudre, sel, poivre noir du moulin, thym séché, gousses de vanille, cannelle en poudre, bouillon de légumes granuleux, sauce de soja, Tabasco, Sambal Oelek.

❭ Noix et graines : cacahuètes décortiquées, noisettes, graines de courge, graines de lin, amandes hachées, pistaches hachées, sésame, graines de fleurs de tournesol, noix.

❭ Éléments sucrants et fruits secs : sirop d'érable, concentré de pomme ou de poire, chocolat amer, fructose, miel liquide, jus de betterave à sucre, suc d'argousier au miel, prunes séchées, abricots secs (non traités au soufre) et raisins secs.

❭ Aromates : câpres, ail, olives noires, échalotes.

❭ Divers : acide citrique pour la confiture brûleuse de graisses, 1 petite boîte de thon au naturel, 1 petite boîte de haricots blancs. N'oubliez pas que les recettes sont prévues pour une personne. N'oubliez pas non plus que vous pouvez préparer tous les déjeuners à la maison et les emporter au bureau.

CONSEIL MINCEUR

SI VOUS N'AVEZ PAS LE TEMPS DE CUISINER

Le temps manque parfois pour faire des courses ou pour cuisiner. Il y a fort à parier qu'on se laisse alors facilement aller à avaler une belle tartine de pâté. Aussi, mieux vaut prévenir que guérir : lorsque vous cuisinez, préparez tout en double et congelez la moitié. Cela fonctionne très bien avec les soupes, notamment la soupe chinoise au tofu et le minestrone rapide, ou encore avec les poêlées asiatiques aux petits pois et aux crevettes ou le risotto aux légumes variés.

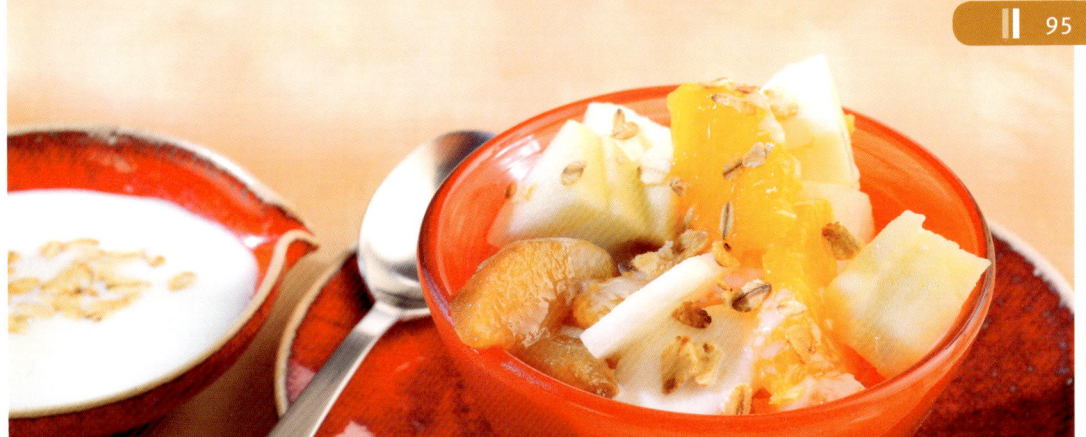

Régime plaisir en 10 jours

Vous avez assez de provisions et de produits frais ? Alors, vous n'avez plus qu'à vous lancer. Vous pouvez combiner les ingrédients à volonté, sans suivre les recettes à la lettre. L'important, c'est de se sentir bien. Vous pouvez inverser déjeuner et dîner ou cuisiner un jour les plats d'un autre jour. Vous pouvez augmenter les proportions de légumes et de salade jusqu'à en être rassasié. Enfin, les « allergiques » au petit-déjeuner peuvent commencer la journée rien qu'avec des fruits (si possible avec du yaourt ou du fromage frais).

Premier jour

Allez, sautez du lit et montez sur le trampoline ou enfilez vos baskets ! Après l'exercice, alternez douche chaude et froide. Vous apprécierez d'autant plus votre petit-déjeuner. Le matin, accordez-vous une boisson énergétique et l'après-midi, un petit en-cas, et chaque fois que vous avez faim, mangez des fruits ou des légumes. Avec des concombres, des carottes et du céleri en branches, vous pouvez facilement réaliser des bâtonnets à tremper dans un dip de yaourt au jus de citron.

Matin

Salade de fruits au petit-lait

1 cuil. à soupe de flocons d'avoine complète | 1 petite pomme | 1 petite poire | 1 petite orange | 1 prune rouge | 1 cuil. à soupe de jus de citron | 1 cuil. à café de miel d'acacia liquide | 10 cl de petit-lait

1 Faites griller les flocons d'avoine à feu moyen dans une poêle non graissée, en les retournant régulièrement.
2 Pelez, épépinez, dénoyautez les fruits et coupez-les finement.
3 Mélangez le tout, puis arrosez de jus de citron et de miel d'acacia. Versez le petit-lait et saupoudrez de flocons d'avoine grillés.

Midi

Rosbif à la crème au concombre

100 g de concombre | 1 échalote | 1 cuil. à café d'huile d'olive | 5 cuil. à soupe de bouillon de légumes | Sel | Poivre | Jus d'1/2 citron | 2 cuil. à café de crème fraîche | 1/2 cuil. à café de raifort râpé (frais ou en conserve) | 1 cuil. à café de persil haché | 50 g de rosbif en tranches

1 Épluchez le concombre et coupez-le en dés. Hachez finement l'échalote et faites-la revenir dans l'huile. Ajoutez les dés de concombre et faites cuire à l'étouffée 3 min. Versez le bouillon de légumes et laissez mijoter sans couvercle pendant 10 min.
2 Retirez les légumes du feu et réduisez le tout en purée. Ajoutez le sel, le poivre et le jus de citron. Incorporez la crème fraîche, le raifort et le persil. Servez le rosbif avec la crème au concombre.

Soir

Truite aux poivrons et poireaux

1 truite vidée (d'environ 300 g) | Poivre | Sel | 1 cuil. à soupe de jus de citron | 1 branche de persil | 1 petite gousse d'ail | 1 petit poivron rouge ou jaune | 1 petit poireau | 1 cuil. à soupe d'huile d'olive | 1 noisette de beurre

1 Passez le poisson à l'eau froide, épongez-le dans un torchon, salez, poivrez et arrosez-le de quelques gouttes de citron. Découpez l'ail en lamelles et détachez les feuilles du persil. Mélangez le tout et garnissez la truite.

2 Préchauffez le four à 200°C. Découpez les poivrons en rondelles puis le poireau légèrement en oblique afin d'obtenir des anneaux fins. Mélangez le tout puis ajoutez le sel, le poivre et l'huile.

3 Placez les légumes sur une feuille d'aluminium. Déposez la truite et recouvrez-la de beurre. Refermez la feuille en papillote.

4 Mettez dans le four préchauffé pendant 30 min.

Accompagnement : 50 g de riz complet.

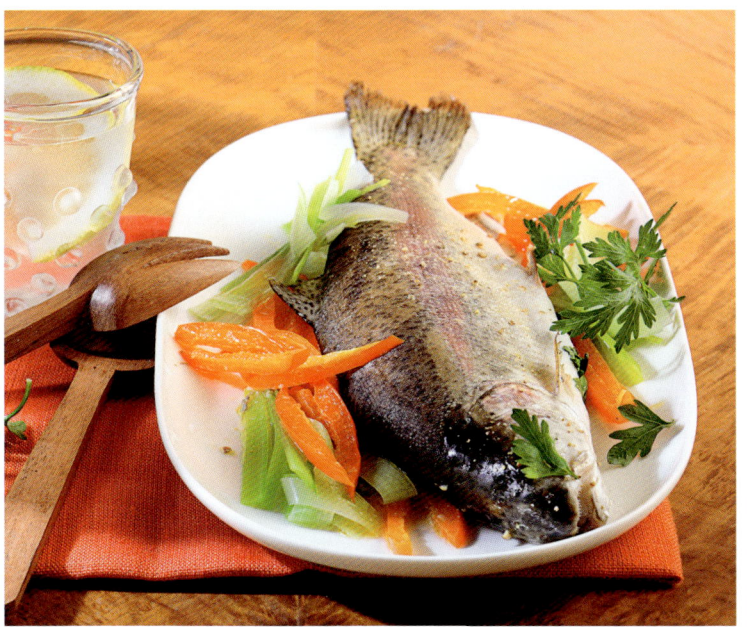

La truite aux poivrons et poireaux contient des protéines, de la vitamine C et des sels minéraux – autant de brûleurs de graisses.

COLLATION DU SOIR

Yaourt aux flocons d'avoine

Mélangez 2 cuil. à soupe de yaourt maigre, 1 cuil. à café de sirop d'érable et 1 cuil. à soupe de flocons de céréales complètes.

Deuxième jour

Alors, comment vous sentez-vous ? Prêt à affronter le 2e jour ? Si vous avez des courbatures, c'est que vous êtes surmené. Aujourd'hui, courez plus lentement et prenez ensuite un bain à la lavande ou au romarin pour vous détendre. Et n'oubliez pas de boire : 2 litres d'eau minérale, avec 4 citrons !

Matin

Pain complet et confiture minceur

2 cuil. à soupe de fromage blanc allégé (10 % MG) | 1 cuil. à soupe de lait | Jus d'un quart de citron | 1 tranche de pain de seigle complet | 2 cuil. à café de confiture minceur (voir recette page 91) | 2 feuilles de mélisse ou de menthe

1 Mélangez le lait et le jus de citron de sorte à obtenir une crème onctueuse.

2 Tartinez le pain de crème puis de confiture. Émincez la mélisse ou la menthe en fines lanières pour en couvrir la tartine.

Midi

Crudités à la vinaigrette au sésame

1 petite carotte | 50 g de raifort | 100 g de courgettes | 4 radis | 1/2 pomme acidulée (environ 50 g) | 4 cuil. à café de jus de citron | Sel | Poivre | 1 cuil. à café d'huile de sésame | 1 cuil. à soupe d'huile de colza | 2 cuil. à café de graines de sésame émondées

1 Lavez les légumes, épluchez et épépinez les pommes. Râpez les légumes. Détaillez les pommes en bâtonnets puis arrosez-les de 2 cuil. à café de jus de citron. Poivrez et salez les légumes, puis décorez avec les bâtonnets de pommes.

2 Pour la vinaigrette, mélangez le jus de citron restant, le poivre, les huiles de sésame et de colza et battez le tout au fouet. Faites dorer les graines de sésame dans une poêle antiadhésive sans matière grasse et incorporez-les dans la sauce. Arrosez les crudités de ce mélange.

Accompagnement : 1 tranche de pain complet ou des galettes suédoises.

Soir

Poêlée de dinde et de bettes

80 g de filet de dinde | 200 g de bettes | 100 g de tomates cerises | 1 échalote | 1 petite gousse d'ail | 2 cuil. à café d'huile d'olive | Poivre | Sel | 5 cl de fond de volaille (en conserve) | 0,5 g de farine de caroube (gélifiant végétal disponible en magasin bio) | 1 cuil. à café de jus de citron | 1 zeste de citron non traité

1 Découpez la dinde en lanières. Lavez les bettes puis découpez les feuilles et les tiges en fines rondelles. Lavez et découpez les tomates cerises en deux, épluchez l'échalote et l'ail puis détaillez-les en très petits dés.

2 Faites chauffer 1 cuil. à café d'huile dans une poêle dans laquelle vous ferez saisir la viande 2 à 3 min, jusqu'à lui donner une couleur dorée. Retirez la viande, salez et poivrez puis réservez au chaud.

3 Faites cuire à l'étuvée l'échalote, l'ail et les tiges de bette pendant 5 min, salez et poivrez. Ajoutez les feuilles de bette et faites les saisir rapidement. Mélangez le fond et la farine de caroube puis ajoutez-les au reste. Laissez mijoter pendant 3 min, jusqu'à obtenir un mélange onctueux. Salez et poivrez, puis ajoutez le jus et le zeste de citron.

4 Ajoutez les tomates et la viande puis faites chauffer quelques instants.
Accompagnement : 50 g de riz complet.

COLLATION DU SOIR
Flocons au petit-lait
Mélangez 4 cuil. à soupe de petit-lait, 1 cuil. à café d'extrait de sirop de pomme et 1 cuil. à soupe de flocons de céréales complètes.

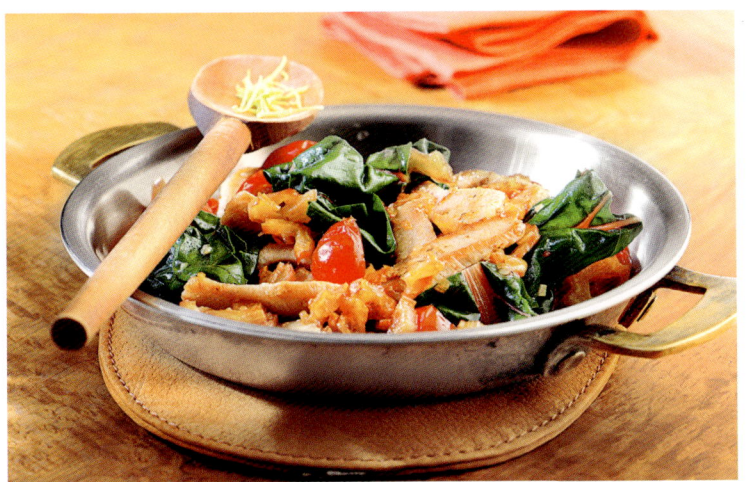

Savoureuse poêlée colorée vite préparée : dinde, bettes et tomates-cerises.

Troisième jour

Lentement, votre métabolisme se met à brûler les graisses et vous êtes de meilleure humeur, n'est-ce pas ? Aujourd'hui aussi, dépensez-vous, savourez une recette aux brûleurs de graisses, et prévoyez un instant détente. Accordez-vous une heure de soins corporels. Vous pouvez également prévoir une petite sieste d'une heure en début d'après-midi.

Matin

Pain de seigle au *cottage cheese* et aux tomates

1 tomate bien ferme | 1 oignon blanc | 5 brins de ciboulette | 75 g de *cottage cheese* à gros caillots (4 % MG) | 1 cuil. à café de jus de citron | Poivre | Sel | 1 tranche de pain

1 Épépinez et coupez la tomate en dés. Coupez les oignons en fines rondelles. Émincez la ciboulette. En garder une cuil. à café.
2 Mélangez le tout au *cottage cheese*. Ajoutez le jus de citron, salez et poivrez abondamment.
3 Disposez le tout dans une assiette et ajoutez la ciboulette restante. Servez la tranche de pain découpée en biseau.

Midi

Salade d'endive et de pomme au tofu

1 endive (environ 150 g) | 1 poignée de roquette | 1 petite pomme acidulée | 2 cuil. à café de jus de citron | 2 cuil. à café de graines de tournesol | 75 g de tofu | Poivre | Sel | 1 cuil. à soupe de vinaigre de vin blanc | 2 cuil. à soupe de jus d'orange | 2 cuil. à café d'huile d'arachide | 1 cuil. à café d'huile de colza

1 Retirez les 4 premières feuilles de l'endive puis coupez-la dans le sens de la longueur. Lavez la roquette, débarrassez-la des parties dures et hachez-la grossièrement. Coupez les pommes en bâtonnets et arrosez-les immédiatement d'une cuil. à café de jus de citron.
2 Faites rôtir les graines de tournesol sans matière grasse dans une poêle à revêtement antiadhésif. Laissez égoutter le tofu, découpez-le en dés, salez et poivrez. Arrosez-le avec le jus de citron restant.

BOISSON FITNESS
Petit-lait aux limes
Râpez finement le zeste d'une lime (citron vert) bio préalablement passée à l'eau chaude et essuyée. Pressez le jus du fruit. Passez 1 cuil. à café de miel et 15 cl de petit-lait au mixeur et versez le mélange obtenu dans un grand verre.

EN-CAS FITNESS
Fraises et dip de fromage blanc
Mélangez 2 cuil. à soupe de fromage blanc maigre, 1 cuil. à soupe de lait, 2 cuil. à café de miel d'acacia liquide et la pulpe d'une demi-gousse de vanille. Triez 100 g de fraises et trempez-les dans la sauce avant de les manger.

3 Pour la vinaigrette, mélangez le vinaigre, le jus d'orange et le sel, puis incorporez les huiles d'arachide et de colza. Mélangez les feuilles d'endive, la roquette, les pommes et les graines de tournesol à la sauce.
4 Disposez la salade sur les 4 feuilles d'endives.
Accompagnement : 1 tranche de pain complet.

Soir

Filets de sole aux noix et aux brocolis

150 g de filets de sole | 2 cuil. à café de jus de citron | Poivre | Sel | 300 g de brocolis | 1 échalote | 1 noisette de beurre | 15 cl de fond de légumes (en conserve) | noix de muscade | 1 cuil. à café d'huile d'olive | 2 cuil. à café de noix hachées

1 Lavez puis épongez les filets de sole. Arrosez de jus de citron, salez et poivrez. Lavez les brocolis et séparez les boutons des tiges. Hachez finement l'échalote.
2 Faites revenir l'échalote et le brocoli 2 min dans la noisette de beurre. Versez le fond de légumes et faites cuire les légumes à l'étouffée 5 à 8 min. Salez et poivrez. Saupoudrez de noix de muscade râpée.
3 Faites dorer les filets de sole à l'huile à feu doux de chaque côté pendant 3 min. Ajoutez les noix. Servez avec le brocoli.
Accompagnement : 50 g de pommes vapeur.

COLLATION DU SOIR
Biscuit aux pruneaux
Étalez 1 cuil. à café de fromage blanc sur un gâteau à la farine complète et surmontez le tout d'un pruneau.

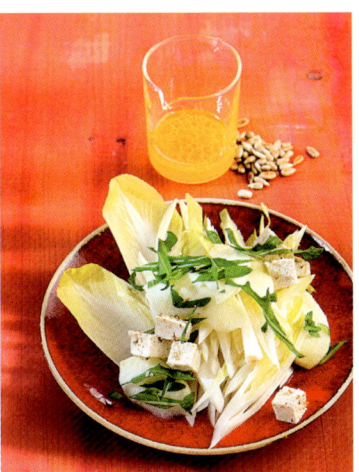
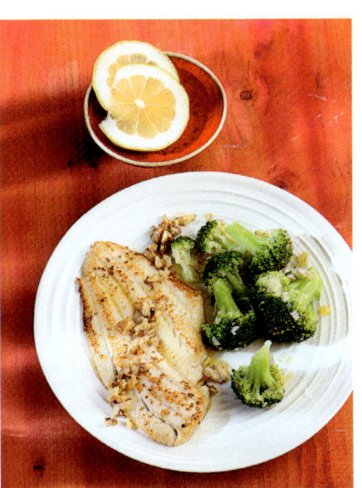

Le midi, la salade d'endive et de pomme au tofu (à gauche) fournit beaucoup de vitamines. Le soir, les filets de sole aux brocolis (à droite) nous apportent des protéines et de la vitamine C.

Quatrième jour

Vous devriez sentir la vitalité que vous donnent les brûleurs de graisses. Écoutez les signaux que vous envoie votre corps. Si vous avez envie d'une salade niçoise ou de pâtes, ça tombe bien. Sinon, choisissez l'une des recettes de remplacement (voir pages 116 à 120) ou l'un des brûleurs de graisses du tableau de la page 38. Continuez l'exercice le matin à jeun ! Si vous tenez les premiers jours, ensuite vous n'y penserez même plus. Cela sera même devenu une agréable habitude.

Matin

Coupe froide au yaourt et à la nectarine

125 g de kéfir (1,5 % MG) | 75 g de yaourt au lait écrémé (3,5 % MG) | 2 cuil. à soupe de flocons fins de céréales complètes | 2 cuil. à café de miel | 1/2 citron non traité | 1 petite nectarine | 2 cuil. à soupe de myrtilles fraîches ou congelées | 1 ou 2 feuilles de menthe

1 Mélangez le kéfir, les flocons et le miel dans une assiette creuse. Incorporez un peu de zeste et 1 cuil. à soupe de jus du citron.
2 Coupez la nectarine en tranches fines. Lavez et triez les myrtilles (ou laissez-les dégeler). Recouvrez de ces fruits le mélange précédent. Décorez de feuilles de menthe fraîche.
Variante : vous pouvez remplacer le kéfir par du petit-lait. Et si vous ne trouvez pas de nectarine, cette coupe froide sera tout aussi délicieuse avec une poire, une pomme ou une orange. Vous pouvez aussi remplacer les myrtilles par d'autres baies.

Midi

Salade niçoise

1 œuf | tomates à volonté, poivrons jaunes et laitue pommée | 1/2 petit oignon blanc | 1 petite boîte de thon au naturel (60 g égoutté) | 1 tranche d'édam (30 % MG) | 1/2 gousse d'ail | 1 cuil. à soupe de vinaigre de vin | Sel | Poivre | 2 cuil. à soupe d'huile d'olive | 3 olives noires | 4 feuilles de basilic

---

BOISSON FITNESS
Mélange de kiwi et de kéfir
Pelez un kiwi et découpez-le en petits morceaux. Mélangez avec 1 cuil. à café de miel d'acacia, 1 cuil. à café de jus de citron et 5 cl de jus multivitaminé (sans sucre) et passez le tout au mixer. Versez 100 g de kéfir froid (1,5 % MG).

EN-CAS FITNESS
Pain de seigle aux radis
Tartinez 2 à 4 médaillons de pain de seigle d'une cuil. à café de *cottage cheese* à gros caillots et ajoutez 2 radis détaillés en fines rondelles. Salez et poivrez à votre convenance.

1 Faites durcir un œuf et coupez-le en huit.

2 Coupez les tomates et les poivrons en petits morceaux. Épluchez les oignons et coupez-les en fines rondelles. Coupez le fromage en bâtonnets puis égouttez et émiettez le thon.

3 Faites une vinaigrette dans un bol préalablement frotté à l'ail. Pour le bureau, versez dans un récipient hermétiquement fermé.

4 Mélangez les ingrédients et ajoutez les feuilles de basilic et les olives. Mélangez avec la vinaigrette au bureau.

Soir

Spirali aux haricots verts et jambon

200 g de haricots verts | Sel | 1/2 oignon blanc | 1 petite gousse d'ail | 2 cuil. à café d'huile d'olive | 1 pincée d'herbes de Provence | Poivre | 6 cuil. à soupe de bouillon de légumes | 1 g de farine de caroube (gélifiant végétal disponible en magasin bio) | 2 cuil. à café de crème fraîche (10 % MG) | 80 g de spirali de blé complet verts | 25 g de jambon fumé

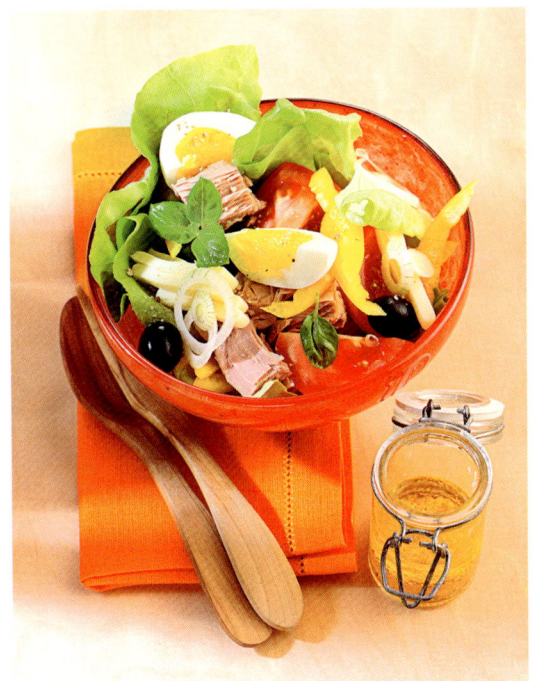

La salade niçoise regorge de brûleurs de graisses : les tomates avec leurs sels minéraux, le poivron avec sa vitamine C, et le thon avec ses acides gras insaturés.

1 Mettez à cuire les haricots verts 7 min dans de l'eau salée. Retirez-les avec une écumoire, laissez-les égoutter puis coupez-les en deux.

2 Hachez finement l'ail et l'oignon et faites cuire le tout 3 min à l'étouffée. Ajoutez les haricots et les herbes de Provence. Salez et poivrez à votre convenance.

3 Versez le bouillon de légumes et la farine de caroube sur les légumes. Laissez mijoter 2 à 3 min, retirez du feu et incorporez la crème fraîche.

4 Dans l'intervalle, faites cuire les pâtes *al dente* et laissez égoutter. Ajoutez ensuite les légumes et le jambon en lanières.

COLLATION DU SOIR
Kéfir au son
Mélangez 3 cuil. à soupe de kéfir allégé, 1 cuil. à café de jus de poire concentré et 2 cuil. à café de son d'avoine complète.

Cinquième jour

Mi-temps ! Cet après-midi, faites en plus 15 min de saut à la corde, pour le cœur et la circulation : 3 min en courant, 3 min en sautant sur place et ainsi de suite…

Matin

Fruits exotiques et kéfir aux limes

100 g de kéfir | 1/2 lime bio | 1 petit kiwi | 1/2 papaye |
4 groseilles du Cap (physalis)

1 Mélangez le kéfir avec 1 cuil. à café de jus de lime puis liez le tout à un peu de zeste du fruit.

2 Pelez les kiwis et coupez-les en huit. Pelez la papaye, enlevez les pépins et coupez-la en tranches fines. Relevez les feuilles du calice des physalis.

3 Disposez les fruits sur une assiette. Arrosez avec le jus restant de la lime. Nappez le tout de sauce au kéfir.

Midi

Blanc de poulet grillé et sa sauce mangue-cacahuètes

80 g de blanc de poulet | 1 échalote | 1 pincée de thym séché |
Sel | Poivre | 1 cuil. à café d'huile d'olive | 200 g de mangue |
100 g de poivrons rouges | 1 oignon blanc | 4 cuil. à café de
cacahuètes | 4 cuil. à café de jus de lime | 2 à 3 gouttes de sauce
Tabasco

1 Lavez puis épongez la viande. Hachez finement l'échalote puis ajoutez le thym, le sel, le poivre et l'huile. Enduisez les filets sur les deux côtés avec le mélange pimenté, puis couvrez-les et laissez-les reposer 15 min dans une assiette au réfrigérateur.

2 Coupez la mangue en petits dés et les oignons blancs en fines rondelles. Coupez les poivrons en petits dés. Hachez finement les cacahuètes. Mélangez-les avec le poivron et le jus de lime. Relevez avec le sel et la sauce Tabasco.

3 Mettez le four à préchauffer. Placez le blanc de poulet sur la grille et faites dorer 5 à 7 min de chaque côté. Servez avec la sauce.

Soir

Soupe chinoise au tofu

1 petite gousse d'ail | 1 cm de gingembre | 50 g de champignons shiitaké | 1 poignée d'épinards en branches | 1 oignon blanc | 3 tomates cerises | 50 g de tofu | 1 cuil. à café d'huile de tournesol | 400 g de fond de légumes (en conserve) | 2 cuil. à café de sauce de soja | 1 cuil. à café d'huile de sésame | 1 cuil. à café de vinaigre | Sel | Poivre

1 Épluchez l'ail et le gingembre et hachez-les finement. Nettoyez et équeutez les champignons et découpez les têtes en fines lamelles. Hachez grossièrement les épinards, coupez les oignons en fines rondelles et les tomates cerises en deux. Coupez le tofu en dés.
2 Faites cuire l'ail, le gingembre et les champignons 2 min dans de l'huile chaude sans cesser de remuer. Versez le fond de légumes, faites bouillir, puis laissez mijoter 5 min à feu moyen. Ajoutez les autres ingrédients et laissez cuire à feu doux 2 à 3 min sans porter à ébullition. Ajoutez la sauce de soja, l'huile de sésame et le vinaigre, puis salez et poivrez.

COLLATION DU SOIR
Cottage cheese aux abricots
Découpez 2 abricots secs non traités au soufre en petits dés, mélangez-les avec 1 cuil. à soupe de chapelure de pain noir et 2 cuil. à soupe de *cottage cheese* à gros caillots.

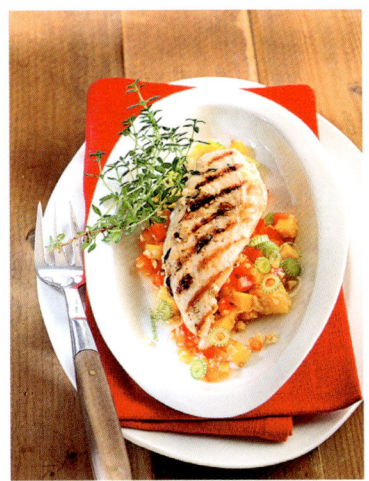
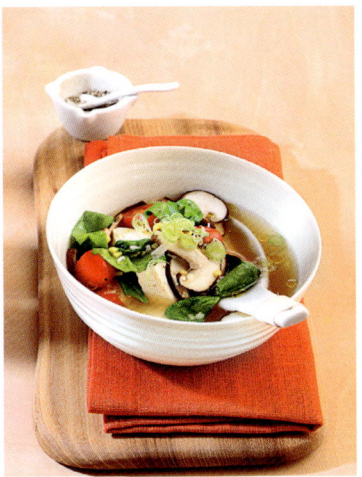

Le blanc de poulet grillé à la sauce mangue-cacahuètes est excellent froid le midi (à gauche). Le soir, rien de tel qu'une soupe chinoise brûlante au tofu et aux champignons shiitaké.

Sixième jour

Vous avez des fourmis dans les jambes ? Bientôt, vous verrez, le jogging deviendra aussi naturel que se brosser les dents. Aujourd'hui encore, n'oubliez pas d'exercer vos muscles. Prenez 15 minutes de votre temps pour vous façonner un joli corps avec une bande élastique Théra-Band. Vous trouverez les exercices appropriés dans la notice d'utilisation.

Matin

Müesli à la pomme et à la cannelle

1 pomme acidulée | 2 cuil. à café de jus de citron | 1 pincée de cannelle | 100 g de lait caillé (3,5 % MG) | 3 cuil. à soupe de flocons de céréales complètes | 1 cuil. à soupe de raisins secs | 1 cuil. à soupe de noisettes hachées

1 Lavez et séchez bien la pomme puis pelez-la délicatement et râpez-la jusqu'aux pépins. Mélangez avec le jus de citron, la cannelle et le lait caillé.

2 Ajoutez les flocons, les raisins secs, les noisettes et mélangez soigneusement le tout.

Variante : vous pouvez remplacer la pomme par de la poire.

Midi

Tomates farcies au guacamole

2 tomates | 1/2 avocat mûr | 1/2 lime | 1 oignon blanc | 4 brins de coriandre (à défaut, de persil) | Sel | Quelques gouttes de Sambal Oelek

1 Découpez un chapeau sur les tomates et évidez-les avec une petite cuiller. Retournez-les sur du papier crêpe avec l'ouverture vers le bas.

2 Coupez l'avocat en deux, dénoyautez-le, retirez la pulpe et réduisez-la en purée avec le jus de lime.

3 Coupez l'oignon en fines rondelles. Lavez, essorez et hachez grossièrement la coriandre à l'exception de quelques feuilles. Mélangez l'oignon et la coriandre avec la purée d'avocat. Ajoutez le sel, le Sambal Oelek et le zeste de lime afin d'obtenir un mélange bien épicé.

4 Fourrez les tomates avec la purée d'avocat, replacez les chapeaux et décorez avec les feuilles de coriandre.

Accompagnement : une tranche de pain complet.

Variante : On peut remplacer le Sambal Oelek par du Tabasco.

Soir
Poêlée asiatique de petits pois et de crevettes

100 g de grosses crevettes décortiquées (fraîches ou congelées) | 150 g de haricots mange-tout | 30 g de petits pois congelés | 75 g de champignons de Paris | 1 cm de gingembre | 1 gousse d'ail | 1 oignon blanc | 4 cuil. à soupe de fond de volaille (en conserve) | 1 cuil. à soupe de sauce de soja | 2 cuil. à café de xérès | 0,5 g de farine de caroube (gélifiant végétal) | 2 cuil. à café d'huile de colza | Sel | Poivre | 1 cuil. à café de graines de sésame grillées

1 Lavez puis épongez les crevettes. Décongelez les petits pois. Nettoyez et coupez les champignons en deux. Découpez le morceau de gingembre, l'ail et l'oignon blanc en petits dés.

2 Mélangez fond de volaille, sauce de soja, xérès et farine de caroube.

3 Faites bien chauffer l'huile dans une poêle ou un wok. Faites revenir les crevettes 1 à 2 min sans cesser de remuer. Ajoutez le gingembre, l'ail et l'oignon, juste le temps de les saisir. Ajoutez les haricots mange-tout, les petits pois et les champignons, pour les faire cuire 3 min à l'étuvée. Versez la sauce épicée et laissez mijoter pendant 2 min. Ajoutez les crevettes, puis assaisonnez. Parsemez de graines de sésame.

Accompagnement : 50 g de riz complet.

COLLATION DU SOIR
Galette suédoise
au fromage blanc et au miel
Mélangez 1 cuil. à soupe de fromage blanc et 1 cuil. à café de miel. Étalez sur une galette suédoise au seigle.

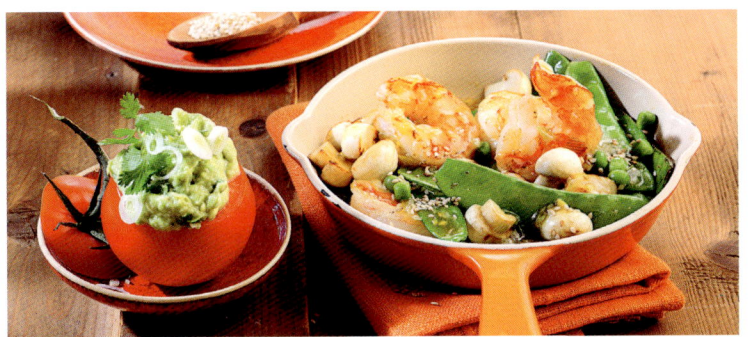

Si les tomates et les avocats sont d'excellents pourvoyeurs de sels minéraux (à gauche), les crevettes fournissent des protéines sans conséquences pour les bourrelets disgracieux (à droite).

Septième jour

N'oubliez pas que la faim déclenche les mauvaises hormones, aussi mangez toujours suffisamment. Mais évitez bien sûr le chocolat et dégustez plutôt tous les petits brûleurs de graisses que la nature nous propose.

Matin

Müesli aux baies et yaourt aux pistaches

2 cuil. à café d'amandes hachées | 3 cuil. à soupe de flocons d'avoine complète | 150 g d'un mélange de baies fraîches ou congelées | 100 g de yaourt maigre (3,5 % MG) | 1 cuil. à café de miel d'acacia liquide | 2 cuil. à café de pistaches hachées | 1 ou 2 feuilles de menthe

1 Faites roussir les amandes dans une poêle, sans corps gras, puis incorporez-les aux flocons d'avoine dans une coupe.
2 Passez rapidement les baies à l'eau, triez-les, coupez les fraises en petits morceaux (laissez décongeler les baies congelées pendant la nuit).
3 Mélangez le yaourt, le miel et les pistaches hachées. Versez ce mélange et les fruits sur les flocons et décorez de feuilles de menthe.

Midi

Salade marine asiatique

150 g de filets de cabillaud | 20 cl de fond de poissons (conserve) | 1 feuille de laurier | 1/2 citron | 3 cuil. à soupe de vinaigre | Sel | 100 g de pousses de soja frais | 1 tomate | 1 oignon blanc | 4 brins de coriandre (ou de persil) | 1 cuil. à soupe de sauce soja | Poivre | 1 cuil. à soupe d'huile de colza

1 Passez le poisson à l'eau froide. Mélangez le fond de poisson avec les feuilles de laurier, 2 rondelles de citron, 2 cuil. à soupe de vinaigre et portez le tout à ébullition. Laissez-y mariner le poisson 12 min à feu doux.
2 Arrosez rapidement les pousses de soja d'eau bouillante, laissez-les égoutter. Coupez la tomate en 8, l'oignon en fines rondelles. Gardez les feuilles de coriandre.
3 Mélangez le vinaigre, la sauce soja, le sel et le poivre, 2 cuil. à soupe de liquide de pochage et l'huile.

4 Laissez égoutter le poisson, découpez-le en morceaux que vous recouvrez de pousses de soja, de tomate et de coriandre, avant de les tremper dans la vinaigrette.
Accompagnez de pain complet.

Soir

Risotto aux légumes variés

1 échalote | 1 petite gousse d'ail | 2 cuil. à café d'huile d'olive | 60 g de riz complet | 1 pincée de thym haché (frais ou séché) | 2 cuil. à soupe de vin blanc sec | 1/4 l de bouillon de légumes | 1 petite carotte | 100 g de chou-rave | Sel | Poivre | 1 à 2 cuil. à café de jus de citron | 4 feuilles de citronnelle | 1 cuil. à soupe de parmesan fraîchement râpé

1 Coupez l'échalote et l'ail en dés et faites-les revenir dans l'huile chaude. Incorporez le riz et faites-le également revenir à feu doux jusqu'à ce que les grains soient transparents. Ajoutez le thym et déglacez au vin blanc.
2 Ajoutez progressivement le bouillon chaud et laissez cuire 30 min à feu couvert.
3 Pelez la carotte et le chou-rave et découpez-les en petits dés. Incorporez les légumes au risotto après 20 min de cuisson et laissez cuire encore 10 min.
4 Salez, poivrez, citronnez le risotto. Détaillez la citronnelle en fines lamelles, et répandez-les avec le parmesan sur le risotto.

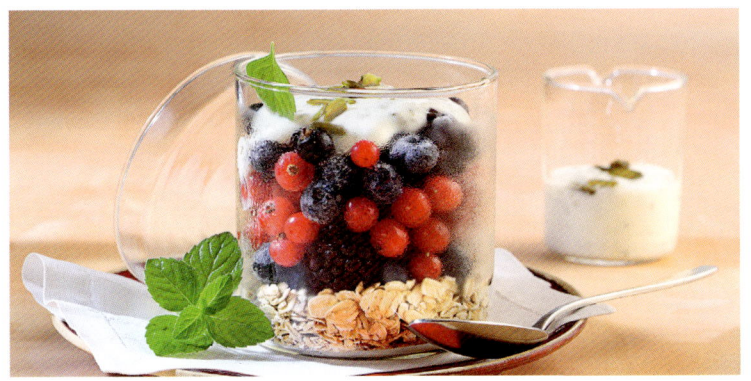

COLLATION DU SOIR
Tartine de crème
et de fanes de carottes
Tartinez 1/2 tranche de pain de seigle complet d'une cuil. à café de crème puis d'une cuil. à café de fanes de carottes.

Pour bien commencer la journée : un müesli aux baies avec son yaourt aux pistaches.

Huitième jour

Vous devriez avoir perdu près de 4 kg. Sinon, c'est que : a) vous ne vous entraînez pas du tout ou b) de manière trop intense - en régime anaérobie, le corps ne brûle aucune graisse. Il se peut aussi que : c) vous ayez essayé de nombreux régimes et que votre métabolisme soit si « désaccordé » qu'il lui faille plus de temps pour s'adapter. Les résultats viendront un peu plus tard. N'oubliez pas que plus les kilos sont là depuis longtemps, plus ils sont difficiles à faire partir. Par ailleurs, même rien qu'un kilo par semaine, c'est déjà une réussite. Cela fait 4 kg par mois et 24 kg en six mois. C'est suffisant, n'est-ce pas ? Ce n'est d'ailleurs pas un problème si le régime fait du bien et s'il est savoureux.

Matin

Agrumes à la crème d'avocat

1 petit pamplemousse rose | 1 orange | 1/2 avocat | 50 g de yaourt maigre (3,5 % MG) | 1 cuil. à café de miel d'acacia liquide | 1 cuil. à café de noix hachées

1 Pelez le pamplemousse et l'orange et recueillez-en le jus.
2 Dénoyautez l'avocat, extrayez-en la pulpe avec une cuiller et réduisez-la en purée avec le jus des fruits, le yaourt et le miel. Placez la crème d'avocat dans un récipient plat et recouvrez avec les filets de pamplemousse et d'orange. Décorez le tout de noix hachées.

Midi

Pleurotes grillées à la sauce au yaourt et au basilic

1 petite courgette | 150 g de pleurotes | 2 cuil. à café d'huile d'olive | 2 cuil. à soupe de jus de citron | Sel | Poivre | 75 g de yaourt maigre | 6 feuilles de basilic | 2 cuil. à soupe de crème fraîche

1 Lavez la courgette et coupez-la en rondelles de 0,5 cm d'épaisseur. Nettoyez et escalopez les champignons.
2 Enduisez un gril d'huile. Faites dorer les courgettes et les champignons 5 min à feu vif sans cesser de remuer. Arrosez de jus de citron puis salez et poivrez.

BOISSON FITNESS
Lait frappé au sureau et à la poire

Pelez, épépinez et coupez en morceaux 1/2 poire que vous passerez au mixer avec 2 cuil. à café de jus de citron et 1 cuil. à café de concentré de jus de poires. Incorporez 4 cuil. à soupe de jus de fruits de sureau (sans sucre) et 10 cl de lait, et mélangez le tout quelques instants.

EN-CAS FITNESS
Rondelles de concombre fourrées

Lavez et évidez 130 g de concombre. Mélangez 2 cuil. à soupe de fromage blanc, 2 cuil. à café de cerfeuil ou d'aneth haché, du sel et du poivre. Placez cette préparation dans le milieu du concombre, mettez le tout à refroidir pendant ½ heure. Découpez ensuite le concombre en rondelles.

3 Pour la sauce, réduisez en purée le yaourt et le basilic, salez puis incorporez la crème fraîche.

Accompagnement : galette suédoise aux graines de sésame.

Variante : vous pouvez remplacer le basilic par d'autres herbes, comme l'aneth ou la ciboulette.

Soir

Minestrone minute

1 échalote | 1 gousse d'ail | 2 cuil. à café d'huile d'olive | 200 g de légumes potagers congelés | 1/4 l de bouillon de légumes | 1 tomate | 1 pincée de thym haché (frais ou séché) | 1 feuille de laurier | 80 g de blanc de poulet | 50 g de cocos (cuits ou en conserve) | Sel | Poivre | 4 feuilles de basilic | 2 cuil. à café de parmesan fraîchement râpé

1 Détaillez l'échalote et l'ail en petits dés et faites-les revenir dans de l'huile. Ajoutez les légumes décongelés et laissez cuire à l'étuvée 2 min. Ajoutez le bouillon de légumes et laissez revenir.

2 Coupez les tomates en dés et ajoutez-les, ainsi que le thym et le laurier, dans la soupe. Laissez mijoter à couvert pendant 10 min.

3 Lavez, épongez puis découpez la viande en fines lanières. Versez-les dans la soupe avec les cocos, puis faites chauffer le tout 5 min.

4 Émincez le basilic et parsemez-le sur le minestrone avec le parmesan.

COLLATION DU SOIR
Lait caillé aux graines de lin
Mélangez 2 cuil. à soupe de lait caillé, 1 cuil. à café de miel, 2 cuil. à café de graines de lin et 2 cuil. à café de céréales complètes.

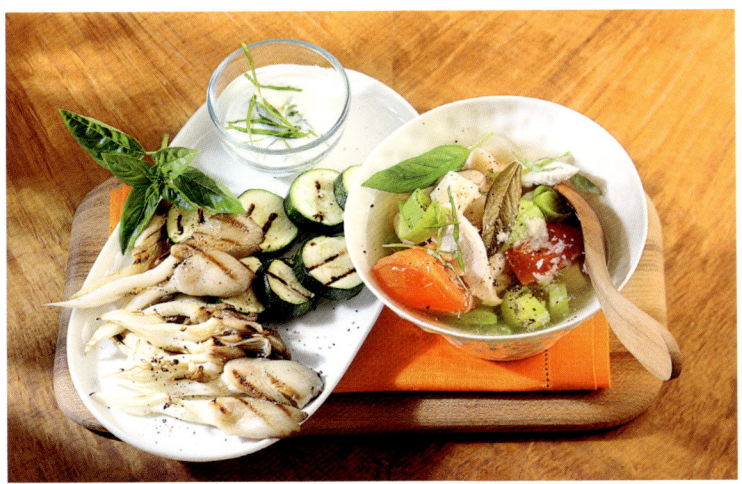

Deux recettes idéales pour gens pressés : pleurotes grillées aux courgettes le midi (à gauche) et minestrone minute (à droite) le soir.

Neuvième jour

Entraînez-vous à l'extérieur : la lumière naturelle augmente dans le cerveau la concentration de sérotonine, un médiateur chimique qui procure un sentiment de bien-être et freine l'envie de sucré.

Matin

Flocons d'avoine complète au fromage blanc et à la mousse de quetsches

100 g de quetsches | 2 cuil. à café de jus de citron | Zeste d'un citron (non traité) | 1 pincée de cannelle et de clou de girofle | 80 g de fromage blanc allégé | 4 cuil. à soupe de kéfir | 3 cuil. à soupe de flocons d'avoine complète

1 Dénoyautez et coupez les quetsches en petits morceaux. Placez-les dans une casserole avec 1 cuil. à soupe d'eau et de jus de citron et mettez-les à cuire à feu doux 5 min à l'étuvée. Passez ensuite le tout au mixer.
2 Ajoutez-y le zeste de citron, la cannelle et le clou de girofle.
3 Mélangez le fromage blanc et le kéfir avec les flocons d'avoine. Dans un petit récipient, étalez alternativement une couche de fromage blanc aux flocons d'avoine et de mousse de quetsches.
Conseil : vous pouvez préparer la mousse de quetsches la veille et la conserver au frais.

Midi

Omelette crevettes et épinards

50 g d'épinards en branches tendres | 50 g de poivron rouge | 1 gousse d'ail | 2 échalotes | 1 cuil. à café d'huile de colza | 50 g de crevettes cuites décortiquées | Sel | Poivre | Noix de muscade râpée | 2 œufs | 4 cuil. à soupe de lait

1 Lavez et coupez les épinards. Émincez ail et échalotes.
2 Faites dorer les échalotes, l'ail réduit en purée, et le poivron 3 min à l'huile en remuant. Incorporez les crevettes et les épinards et faites cuire à l'étuvée 1 min. Ajoutez sel, poivre et noix de muscade.
3 Battez au fouet les œufs et le lait, puis versez le mélange sur la préparation précédente et faites prendre 5 min à feu moyen.

Soir

Carpaccio de chou-rave et boulettes de fromage blanc

70 g de fromage blanc maigre | 30 g de fromage frais au yaourt | 2 cuil. à café d'émincé de ciboulette | 1 cuil. à café de jus de citron | Sel | Poivre | 2 cuil. à café de graines de courge | 1 petit chou-rave | 2 radis | 1 oignon blanc | 2 cuil. à soupe de vinaigre de vin blanc | 1 cuil. à soupe d'huile de colza

1 Mélangez le fromage blanc, le fromage frais et la ciboulette. Citronnez, salez et poivrez. Placez ce mélange dans une petite coupe et mettez-le 30 min au congélateur.

2 Faites griller les graines de courge sans matières grasses dans une poêle antiadhésive. Épluchez et détaillez le chou-rave en fines tranches avec la râpe à légumes. Lavez les radis et les oignons blancs, émincez les premiers en fines lamelles et les seconds en rondelles.

3 Pour la marinade, mélangez sel, poivre et huiles. Disposez les tranches de chou-rave et arrosez-les de marinade. Ajoutez les radis, les oignons blancs et les graines de courge.

4 À l'aide de 2 cuil. à café humidifiées, formez des boules dans le mélange de fromage frais et posez-les sur le carpaccio.

Accompagnement : pain de seigle.

COLLATION DU SOIR
Mélange de miel et de lait
Avant d'aller au lit, mélangez 4 cuil. à soupe de lait entier avec 1 cuil. à café de miel et 1 cuil. à soupe de flocons fins de céréales complètes.

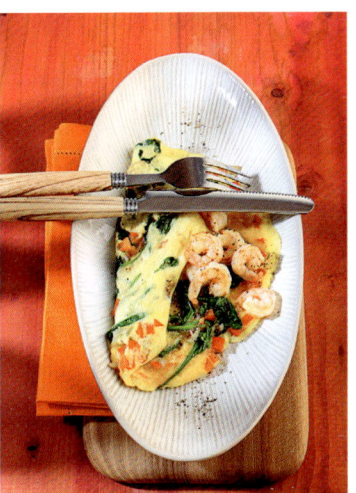
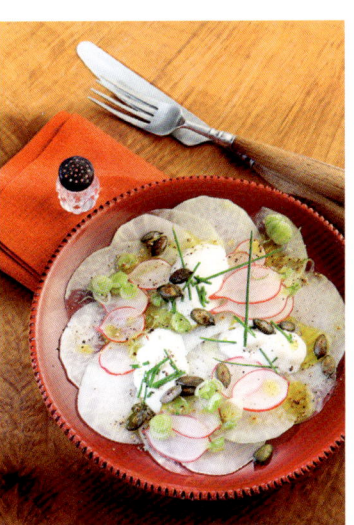

À gauche, l'omelette crevettes et épinards contient une double ration en protéines. À droite, le carpaccio de chou-rave est une recette au goût craquant et frais.

Dixième jour

Vous devriez maintenant être convaincu que l'exercice est bénéfique, tout comme l'alimentation à base d'aliments brûleurs de graisses.

Matin

Galette suédoise au saumon et au concombre

2 brins d'aneth | 2 cuil. à café de crème fraîche | Sel | Poivre | 2 galettes suédoises au seigle | 1 mini concombre | 30 g de saumon fumé en tranches

1 Lavez l'aneth puis hachez-le et mélangez-le à la crème fraîche. Salez et poivrez. Tartinez les galettes de ce mélange.
2 Pelez le concombre. Coupez-le en fines rondelles que vous étalerez sur les galettes. Couvrez avec les tranches de saumon.

Midi

Ratatouille froide

100 g de poivrons rouge ou jaune | 1 petite aubergine (150 g) | 1 gousse d'ail | 200 g de tomates | 1 cuil. à soupe d'huile d'olive | 1 cuil. à café de jus de citron | 1 cuil. à café de câpres | 1 cuil. à café de jus de câpres | Sel | Poivre | 3 branches de persil

1 Lavez et nettoyez les légumes. Détaillez le poivron en morceaux de 2 cm d'épaisseur, et coupez l'aubergine dans le sens de la longueur en tranches fines. Épluchez l'ail.
2 Ébouillantez les tomates, puis les rafraîchir et les peler. Épépinez-les et coupez-les en gros dés.
3 Mettez l'huile à chauffer et faites dorer l'aubergine 2 min. Ajoutez l'ail préalablement réduit en purée. Ajoutez les poivrons et faites-les cuire 3 min avec le reste de la préparation. Incorporez les moitiés de tomate et assaisonnez le tout avec le jus de citron, les câpres et le jus de câpre ainsi que le sel et le poivre. Faites cuire 5 min à l'étuvée.
4 Hachez grossièrement les feuilles de persil. Incorporez-les ainsi que les tomates restantes au mélange précédent. Laissez refroidir et servez avec du pain complet.

Soir

Asperges vertes au filet de lapin

200 g d'asperges vertes | Sel | Poivre | 80 g de râble de lapin | 1 cuil. à café de thym haché (frais ou séché) | 1 cuil. à café d'huile d'olive | 100 g de yaourt nature | 1 cuil. à soupe de crème fraîche | 1 poignée de cerfeuil

1 Lavez et nettoyez les asperges et pelez le tiers inférieur. Plongez-les dans l'eau salée bouillante, et faites les cuire 10 à 15 min ; elles doivent rester craquantes.

2 Débarrassez le râble de sa peau et découpez-le en fines tranches que vous assaisonnez sur les deux côtés de sel, de poivre et de thym.

3 Enduisez un gril d'huile et faites dorer le râble 4 min en le retournant régulièrement.

4 Mélangez yaourt, crème fraîche et jus de citron. Mettez à chauffer sans ébullition. Salez, poivrez. Passez le cerfeuil à l'eau, triez-le, hachez-le finement et incorporez-le au mélange précédent.

5 Placez les asperges dans une assiette, arrosez-les de sauce au cerfeuil, puis disposez la viande.

Accompagnement : 50 g de pommes de terre en robe des champs.

COLLATION DU SOIR
Pralines au chocolat au lait
Mettez à chauffer 8 cuil. à soupe de lait et 3 cuil. à café de chocolat amer finement râpé. Mélangez 1/4 cuil. à café d'agar-agar dans 2 cuil. à soupe d'eau, versez le tout dans le mélange précédent et laissez mijoter 2 min. Répartissez le mélange obtenu dans un bac à glaçons et laissez prendre 1/2 heure dans le compartiment congélateur. Vous pouvez en prendre deux avant d'aller dormir.

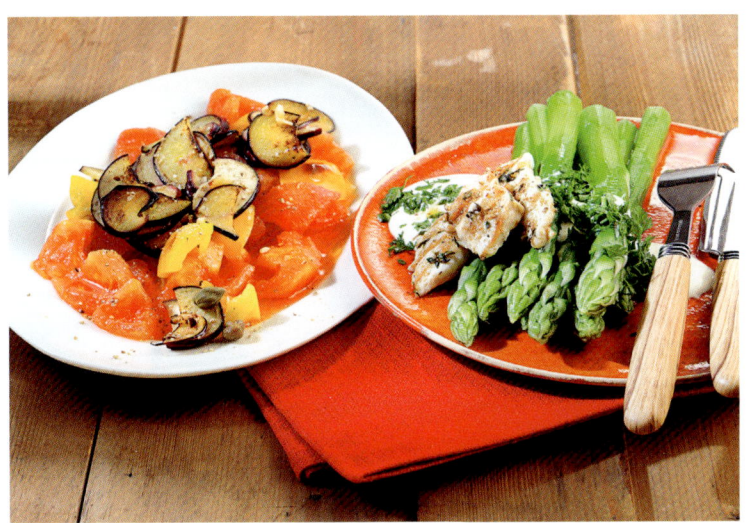

Assortiment de légumes méridionaux (à gauche) pour le midi et délicieux brûleurs de graisses le soir : asperges vertes au filet de lapin (à droite).

Recettes de remplacement

Petit-déjeuner à la carte

Pour satisfaire les goûts de chacun, voici quatre nouveaux petits-déjeuners, pour faire le plein d'énergie en cas de fatigue.

Müesli de poires et de framboises au kéfir

1 abricot sec | 2 cuil. à café de graines de courge | 1 cuil. à soupe de flocons d'avoine complète | 1 petite poire | 2 cuil. à café de jus de citron | 100 g de framboises | 150 g de kéfir | 1 cuil. à café de sirop d'érable

1 Coupez l'abricot en petits dés et mélangez-les aux graines de courge et aux flocons d'avoine. Versez le tout dans une soucoupe.
2 Après l'avoir lavée, pelée et épépinée, coupez la poire en petits morceaux, que vous arroserez de jus de citron. Passez les framboises sous l'eau froide, puis épongez-les. Répartissez les morceaux de poires et de framboises sur le mélange aux flocons d'avoine. Mélangez le kéfir et le sirop d'érable et versez le tout sur le mélange précédent.

Figues à la crème de fromage blanc à la noix de coco : une recette appréciée des fins gourmets.

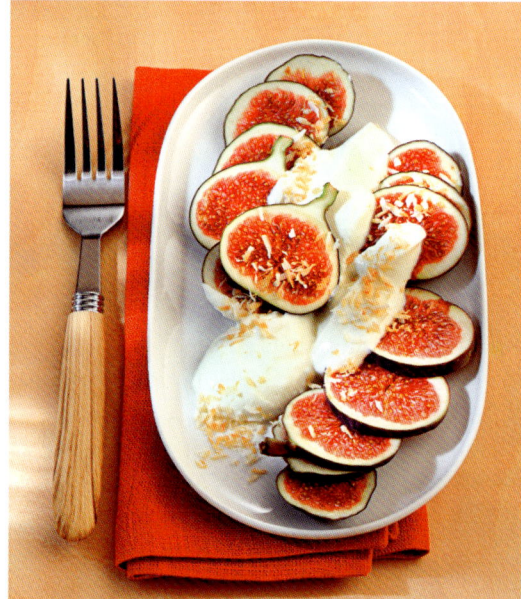

Figues à la crème de fromage blanc à la noix de coco

1 cuil. à soupe de noix de coco râpée | 2 figues violettes | 100 g de fromage blanc | 2 cuil. à café de jus de lime | 1 cuil. à café de miel liquide

1 Faites dorer le coco râpé dans une poêle puis retirez du feu et laissez refroidir.
2 Lavez et épongez délicatement les figues et coupez-les en fines lamelles. Disposez-les en éventail sur une assiette de manière à ce qu'elles se chevauchent légèrement.
3 Mélangez la crème de fromage blanc avec le jus de lime et le fructose. Versez ce mélange sur les figues puis saupoudrez le tout de noix de coco râpée.

Pain de seigle au fromage et aux radis

1 belle tranche de pain de seigle complet | 1 noisette de beurre |
1/2 cuil. à café de moutarde forte | 3 ou 4 radis | 30 g de camembert
(30 % MG) | poivre | 1 bouquet de cresson

1 Tartinez la tranche de pain de beurre puis de moutarde et coupez-la
en biseau.
2 Lavez puis coupez les radis en fines rondelles. Coupez le camembert
en tranches lui aussi.
3 Recouvrez la tranche de pain en alternance de rondelles de radis et
de tranches de fromage. Saupoudrez de poivre et décorez avec le cresson.

Canapé de truite fumée sur lit de pomme et de raifort

1 cuil. à soupe de fromage blanc maigre | 1/2 cuil. à café de raifort
râpé (frais ou en conserve) | 1 cuil. à café de jus de citron | Poivre |
Sel | 1 tranche de pain de campagne | 1/2 pomme acide | 60 g de
filets de truite | 1 brin d'aneth

1 Mélangez le fromage blanc, le raifort et le jus de
citron. Salez et poivrez puis étalez ce mélange sur
la tranche de pain que vous couperez en biseau.
2 Lavez la pomme et coupez-la en fines lamelles
sans la peler. Coupez les filets de truite en
morceaux et disposez-les, ainsi que les lamelles
de pomme, de manière décorative sur la tranche
de pain. Décorez avec l'aneth.

Déjeuner à emporter
Filet de veau au curry et son yaourt à la tomate

1 tomate | 1/2 petit oignon rouge | 3 brins
de coriandre (ou de persil) | 100 g de yaourt
nature | Sel | Poivre | 1/2 de cuil. à café de
coriandre moulue | 1 cuil. à café de jus de
citron | 25 cl de bouillon de légumes | 100 g de
filet de veau | 1/2 cuil. à café de curry en poudre

BOISSONS FITNESS
Smoothie de framboises à la menthe

Lavez et triez 80 g de framboises. Hachez
grossièrement 4 feuilles de menthe. Ajoutez
1 cuil. à soupe de jus de lime, 1 cuil. à café
de sirop d'érable, 1 cuil. à soupe de flocons
d'avoine instantanés et 12,5 cl de petit-lait
froid et réduisez le tout en purée.

Milk-shake aux agrumes

Dégagez les filets et recueillez le jus d'une
orange. Mélangez filets et jus puis ajoutez 1 cuil.
à soupe de jus de citron et 1 cuil. à café de miel.
Réduisez ce mélange en purée au mixer.
Ajoutez 125 g de petit-lait froid et passez le tout
une nouvelle fois au mixer.

1 Détaillez l'oignon et la tomate en petits dés. Hachez les feuilles de la coriandre préalablement lavées et épongées. Mélangez la moitié des feuilles avec la tomate, l'oignon et le yaourt. Ajoutez le sel, le poivre, la coriandre en poudre et le jus de citron.

2 Mettez le bouillon de légumes à bouillir. Découpez le filet de veau en tranches fines, passez-les dans le curry et laissez-les mariner 5 min dans le bouillon porté à ébullition.

3 Retirez la viande du bouillon. Salez et poivrez. Saupoudrez avec le reste de coriandre hachée et servez avec le yaourt à la tomate.

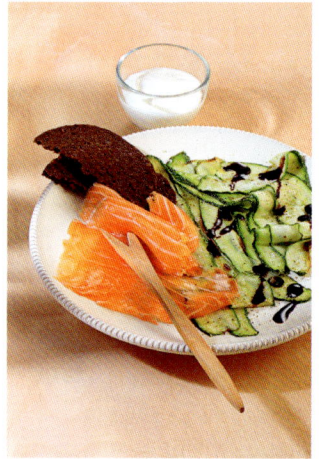

Faible indice glycémique et facteur élevé de bonheur : tranches de courgette au saumon Gravlax.

Tranches de courgettes au saumon Gravlax

150 g de courgettes | 5cuil. à café d'huile d'olive | Sel | Poivre noir | 1 cuil. à soupe de vinaigre balsamique | 50 g de saumon Gravlax en tranches | 2 cuil. à soupe de yaourt nature | 1 tranche de pain

1 Coupez les courgettes en fines tranches dans le sens de la longueur.

2 Enduisez une poêle à revêtement adhésif d'une cuil. à soupe d'huile et faites-la bien chauffer. Faites ensuite cuire les tranches de courgettes à feu doux, une par une, 2 à 3 min sur les deux faces. Salez et poivrez. Arrosez de vinaigre et du reste d'huile puis laissez mariner durant 2 heures.

3 Disposez les tranches de courgettes et de saumon, le yaourt et le pain sur une assiette.

Cocktail de fruits de mer au brocoli

100 g de petites seiches nettoyées | 150 g de moules ou de praires | Sel | 150 g de boutons de brocolis congelés | 1/2 petit poivron rouge | 1 oignon blanc | 1 cuil. à soupe de sauce de soja | 1 cuil. à soupe de jus de citron | Poivre | 5 brins de ciboulette

1 Lavez et épongez les seiches, puis coupez-les en morceaux. Nettoyez bien les coquillages et jetez ceux qui sont ouverts.

2 Mettez 25 cl d'eau salée à bouillir dans une casserole. Faites cuire les seiches 2 à 3 min à feu vif, puis retirez-les du feu et réservez. Versez les moules dans le jus et laissez mijoter 5 min à feu doux et à couvert, jusqu'à ce qu'elles s'ouvrent. Retirez-les du feu puis détachez leur chair. Triez et jetez les moules fermées.

3 Ajoutez ensuite les boutons de brocoli au jus de cuisson et faites-les blanchir, rafraîchir puis égoutter. Lavez le poivron puis coupez-le en fines lanières. Après l'avoir épluché, coupez l'oignon blanc en fines rondelles.

4 Mélangez la sauce de soja, le jus de citron, le sel et le poivre. Battez le tout au fouet puis incorporez la ciboulette ciselée.

5 Mélangez la seiche, les coquillages et les légumes à la marinade et laissez mariner le tout durant 10 min.

Le plaisir du repas du soir

Spaghettis avec son pistou aux herbes

250 g de tomates | Sel | 60 g de spaghetti au blé complet | 1 poignée de cerfeuil | 3 branches de persil | 4 feuilles de basilic | 1/2 petite gousse d'ail | 1 cuil. à café de vinaigre balsamique | 1 cuil. à soupe d'amandes émondées moulues | 1 cuil. à soupe de parmesan râpé | 1 cuil. à soupe d'huile d'olive | Poivre

1 Après les avoir ébouillantées, pelez et épépinez les tomates, puis coupez-les en petits dés.

2 Faire cuire les spaghettis 8 à 10 min dans de l'eau salée jusqu'à ce qu'ils soient *al dente*.

3 Pour le pistou, passez le cerfeuil, le persil et le basilic sous l'eau, puis épongez-les. Effeuillez-les et hachez-les finement. Ajoutez l'ail préalablement épluché et réduit en purée, ainsi que les herbes, le vinaigre balsamique, les amandes et le parmesan. Ajoutez 2 ou 3 cuillerées à soupe de jus de cuisson des pâtes et mélangez de sorte à obtenir une consistance crémeuse. Salez et poivrez.

4 Faites égoutter les pâtes puis ajoutez les dés de tomates et le pistou et mélangez bien le tout.

Pommes de terre en robe des champs et son tzatziki ensoleillé

100 g de petites pommes de terre | Sel | 1/4 de poivron rouge | 100 g de concombre | 1 oignon blanc | 1/2 petite gousse d'ail | 150 g de fromage blanc maigre | 1 ou 2 cuil. à soupe de lait | 1 cuil. à café de jus de citron | Poivre | 1/4 cuil. à café de poudre de paprika doux | 3 brins d'aneth

EN-CAS FITNESS
Dip de roquette et d'endive

Lavez puis hachez une poignée de roquette. Ajoutez 1 cuil. à soupe de graines de courge et de parmesan râpé, 1 cuil. à café de vinaigre balsamique, 2 cuil. à café d'huile d'olive et 3 cuil. à soupe de fond de légumes. Mélangez le tout de sorte à obtenir une pâte crémeuse. Salez et poivrez. Servez avec 4 feuilles d'endive préalablement lavées.

Tomate et son fromage aux oignons blancs

Lavez puis décalottez du côté du pédoncule 1 petite tomate bien mûre et retirez les graines. Lavez un petit oignon blanc et coupez-le en fines rondelles. Ajoutez 2 cuil. à soupe de fromage blanc à gros grains et mélangez. Salez et poivrez. Versez le mélange obtenu dans la tomate puis remettez la calotte en place.

Yaourt croustillant
Faites roussir 1 cuil. à soupe d'amarante dans une poêle sans matières grasses. Mélangez à 1 cuil. à soupe de miel et répartissez le tout sur 2 cuil. à soupe de yaourt.

Praliné sur canapé
Étalez 1 cuil. à café de crème aigre sur une tranche de pain de seigle complet et arrosez de 1/2 cuil. à café de concentré de poire.

Boisson au petit-lait
Émiettez un gâteau au pain complet auquel vous ajouterez 5 cuil. à soupe de petit-lait, 3 cuil. à soupe d'eau et 1 cuil. à café de sirop d'érable.

1 Lavez les pommes de terre et faites-les cuire dans l'eau salée pendant 20 à 25 min.

2 Dans l'intervalle, lavez le poivron et coupez-le en petits dés. Épluchez puis coupez le concombre en petits dés. Lavez l'oignon blanc et détaillez-le en fines rondelles. Épluchez l'ail.

3 Battez le fromage blanc, le lait et le jus de citron de manière à obtenir une consistance crémeuse. Salez, poivrez et agrémentez de paprika en poudre. Incorporez les dés de poivron et de concombre, les oignons blancs, ainsi que l'ail pressé. Lavez, épongez, puis hachez finement l'aneth et incorporez-le au fromage blanc.

4 Égouttez, laissez refroidir puis pelez les pommes de terre. Servez avec le fromage blanc.

Poêlée de pousses asiatiques au poulet

80 g de blanc de poulet | Poivre | 100 g de germes de soja frais | 1 petit poivron rouge ou jaune | 1 céleri en branches | 1 échalote | 5 cuil. à soupe de bouillon ou de fond de volaille | 1 cuil. à soupe de sauce de soja | 1 cuil. à soupe de xérès sec | 1/2 g de farine de caroube (gélifiant végétal disponible en magasin bio) | 3 cuil. à café d'huile de colza | Sel | 3 brins de coriandre (ou de persil plat)

1 Poivrez le blanc de poulet découpé en fines lanières. Passez les pousses à l'eau, puis égouttez-les. Lavez le poivron et le céleri puis découpez-les en fines lamelles. Épluchez l'échalote et coupez-la en petits dés.

2 Pour la sauce d'assaisonnement, mélangez le bouillon ou le fond, la sauce de soja, le xérès et la farine de caroube.

3 Faites bien chauffer le wok ou la poêle et enduisez-le d'une cuil. à café d'huile. Faites cuire la viande à feu doux, sans cesser de remuer, pendant 3 min, puis retirez-la du feu. Faites griller le poivron, le céleri et l'échalote dans l'huile restante pendant 3 min. Ajoutez les pousses et mélangez l'ensemble durant 1 min.

4 Allongez la sauce d'accompagnement puis faites-la bouillir et mijoter 1 à 2 min, jusqu'à ce qu'elle soit bien prise. Ajoutez la viande et réchauffez rapidement le tout. Salez et poivrez. Effeuillez et hachez grossièrement la coriandre pour en saupoudrer le plat à la fin.

Accompagnement : 50 g de riz complet.

Votre journal de bord « brûleurs de graisses » en 10 jours

Vous vous êtes fixé comme objectif de perdre 500 g par jour. Ce journal de bord est là pour vous accompagner et vous motiver durant ces dix prochains jours. Vous n'avez qu'à en faire une copie et le compléter chaque jour…

Jour	1	2	3	4	5	6	7	8	9	10
Pouls au repos										
Pouls maximum										
Durée totale de l'entraînement en minutes										

Échelle :   Humeur

1 = bon

2 = moyen   Vitalité

3 = mauvais

Donnez-vous un bon point motivation lorsque…

vous vous êtes entraîné 20-30 min le matin

vous avez pris une douche chaude et froide

vous avez bu trois litres d'eau citronnée

vous avez traité certaines zones par
un travail musculaire ciblé

vous vous êtes entraîné 20-30 min le soir

vous avez apprécié chaque repas

Poids de départ/IMC : ____/____

Poids souhaité/IMC : ____/____

Adresses utiles

Pour se procurer un trampoline « brûleur de graisses »

Le *home trainer* qui apporte le plus de joie a été mis au point spécialement pour Marion Grillparzer par une entreprise allemande, conformément aux normes en vigueur dans ce pays. Ce trampoline (disponible à partir de 189 euros) est décliné en quatre catégories suivant le poids du pratiquant, de 30 jusqu'à 180 kilos.

Formule protéinée 7 plus

Mise au point pour l'auteur, cette poudre protéinée (à action rapide) à haute valeur biologique sans glucides et très faible indice glycémique (GLYX) est enrichie en L-carnitine pour brûler les graisses et en citrate de magnésium pour l'équilibre acido-basique. Elle aide à couvrir les besoins journaliers en protéines : 10 g de poudre en fournissent en effet 8 g. Elle ne contient aucune substance colorante, édulcorante ou synthétique (39 euros les 560 g).

Bascule de fitness à simulation musculaire alternée Galileo

Entraînement par vibrations pour gens pressés : cet appareil stimule alternativement les muscles des deux côtés du corps et permet ainsi de faire travailler en quelques minutes ses jambes, son ventre et son dos, de renforcer ses os et prendre du muscle tout en perdant de la graisse. Disponible à partir de 3600 euros, Galileo existe en quatre versions différentes.

Autres articles disponibles

MeineGLYXamine (complément alimentaire pour faire le plein d'énergie et éviter les fringales), Bitterdrunk et Basenbad (pour la désacidification et la minéralisation), GLYX-Kerne (graines de courge au chocolat amer), mixers, floconneuses (moulins pour céréales), sécheuses, cardiofréquencemètres, barres souples et pèse-personnes analyseurs de graisse corporelle ; pour le trampoline : poignée de maintien pour séniors, housses de transport, équipements spéciaux avec pieds rétractables.

Commandes et renseignements

www.fidolino.com
Courriel : info@fidolino.com

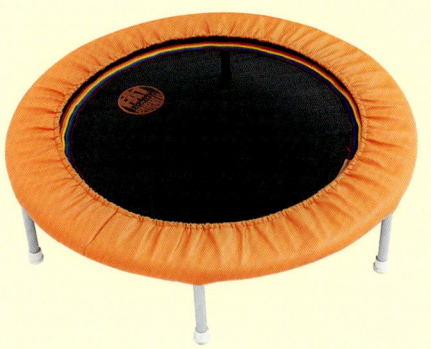

Index général

Index des recettes

Avertissement

Les idées, suggestions et méthodes présentées dans cet ouvrage sont nées des conceptions et de l'expérience de l'auteur. Elles ont été élaborées à partir des savoirs les plus pointus et éprouvées avec le plus grand soin. Elles ne peuvent néanmoins pas remplacer les conseils expérimentés d'un médecin compétent. Ni l'auteur ni l'éditeur ne peuvent donc être tenus pour responsables de désagréments ou de dommages éventuels découlant de l'application des conseils pratiques donnés dans cet ouvrage ni, bien sûr, en cas d'interprétation erronée.

Crédits photographiques

Nicolas Olonetzky
Recettes et aliments : Studio L'ÉVÊQUE/ H. et T. Bischof
Autres photographies : Corbis : p. 6-7, 52-53 ; Getty : p. 8, 26 ; GU : Marion Grillparzer : p. 4 (h.) ; Martina Kittler : p. 4 (b.) ; Professeur Martin Halle : p. 19 ; M. Weber : p. 123 ; Jump : page de garde/page 1 ; Jupiterimages : p. 2, 90 ; Plainpicture : p. 3 (d.) 88-89 ; Stockfood : p. 40, 54
Couverture : margouillatphotos/iStock

Traduit de l'allemand par Claude Checconi

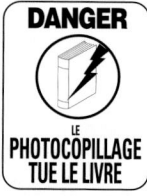
Pour l'édition originale parue sous le titre : *Fatburner : So einfach schmilzt das Fett weg*
© 2010, Gräfe und Unzer Verlag GmbH, Munich, Allemagne.

Pour la présente édition :
© 2007, 2014, 2016, Éditions Vigot – 23, rue de l'École-de-Médecine, 75006 Paris, France.
ISBN : 978-2-7114-2292-0
Dépôt légal : janvier 2016
Achevé d'imprimer en Slovaquie par Polygraf